Sol Díaz

Füchsin und Kröte

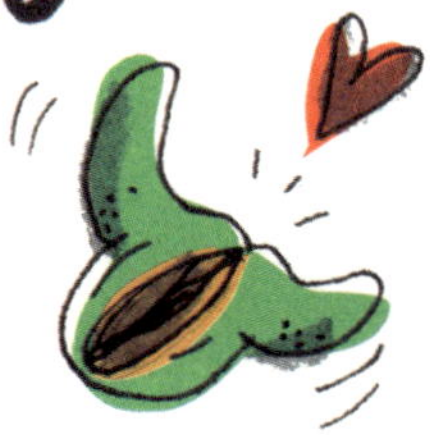

Aus dem Spanischen von Lea Hübner

parallelallee

COMING OUT

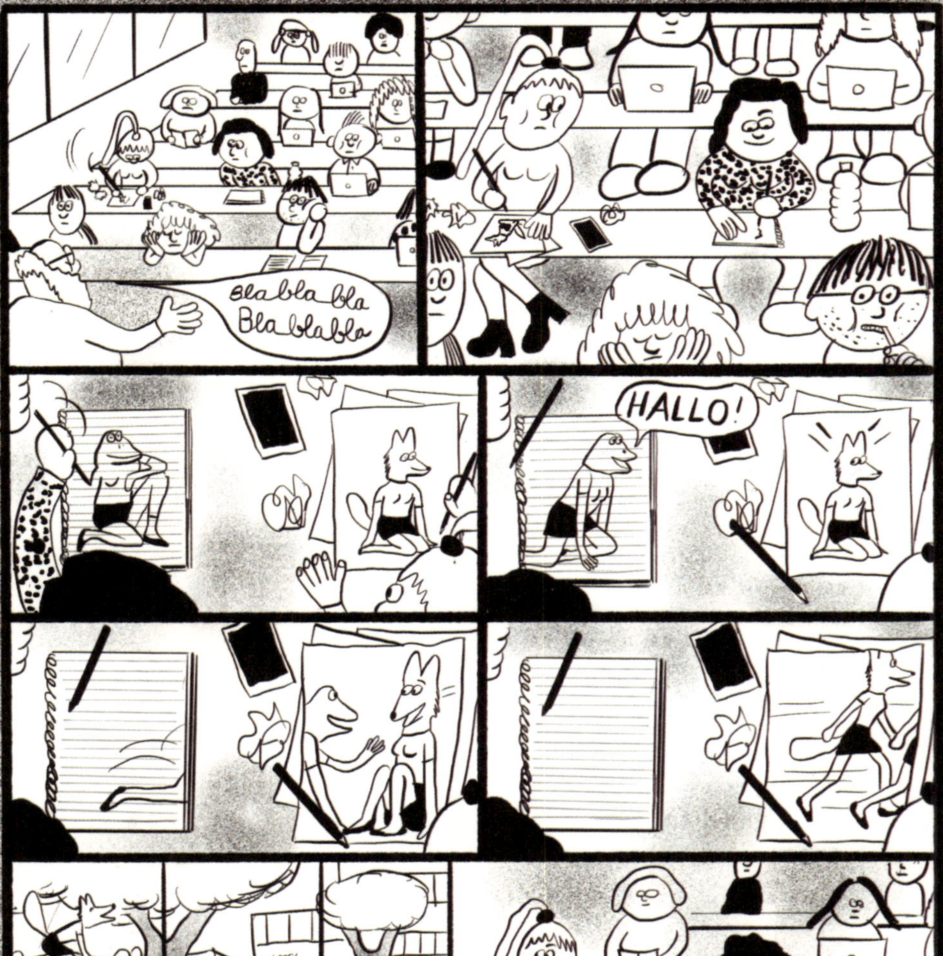

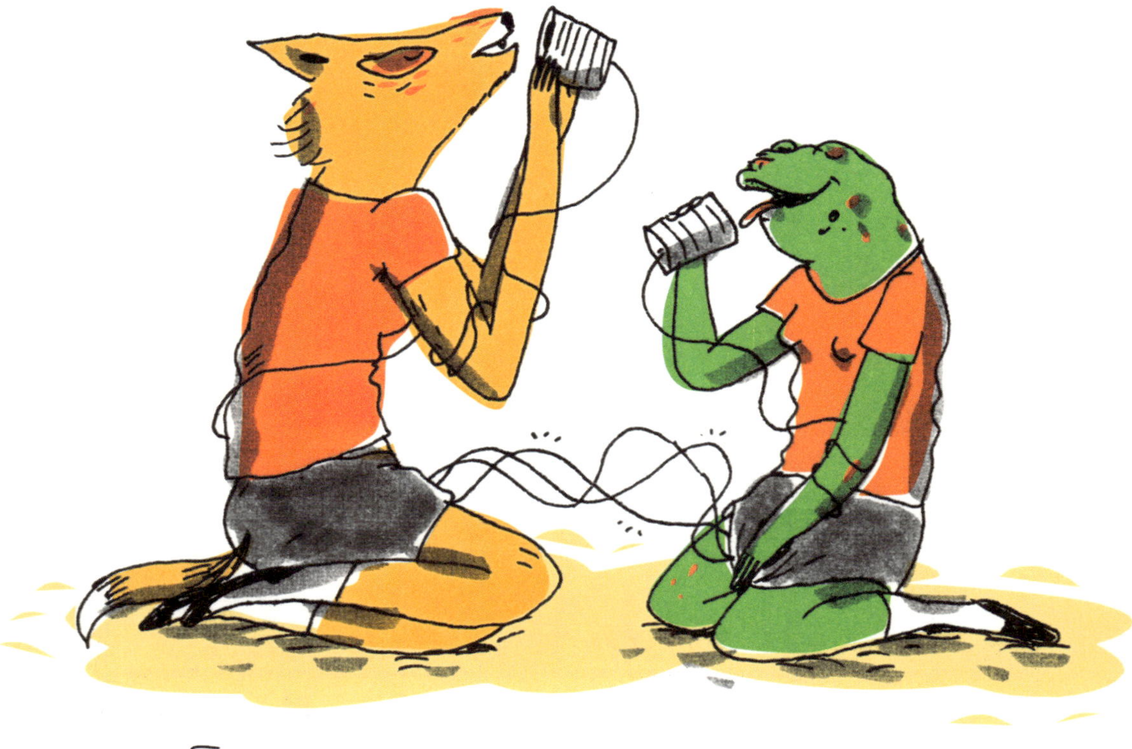

Füchsin und Kröte führen gern tiefgründige Gespräche.

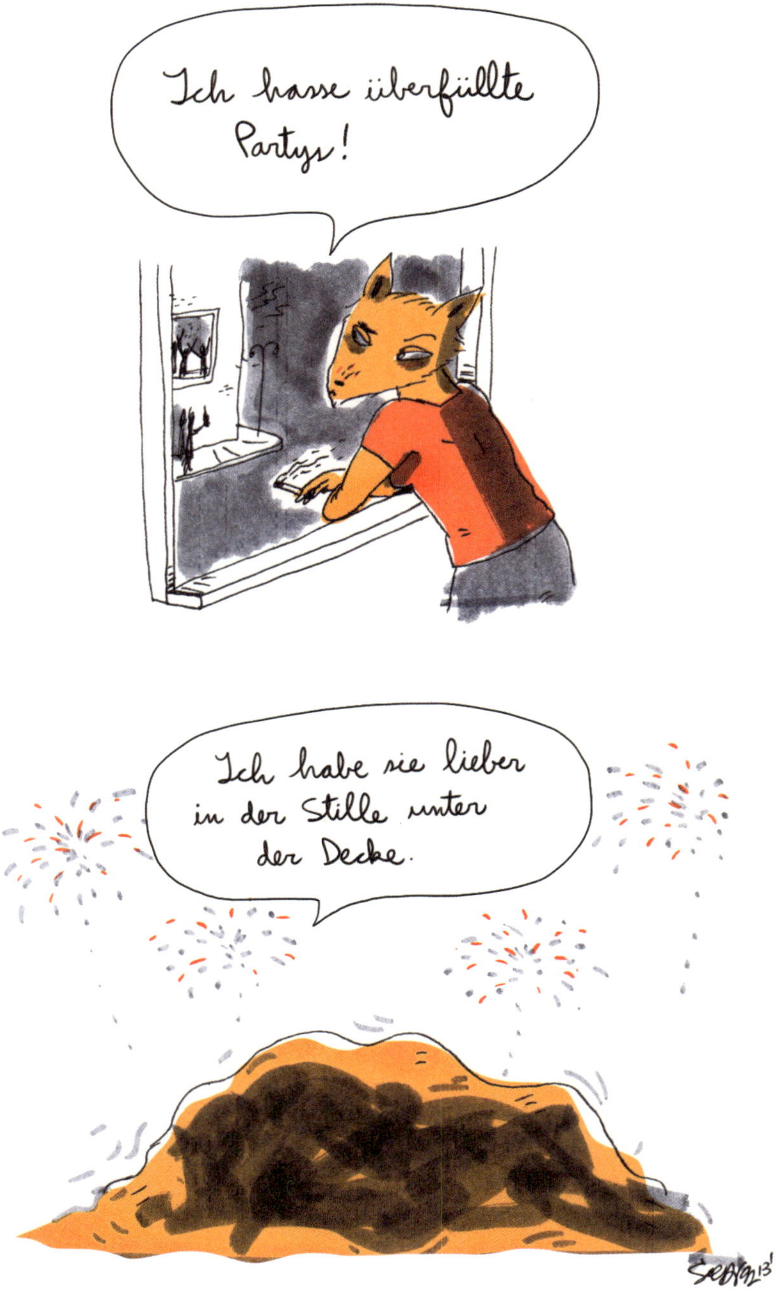
Ich hasse überfüllte Partys!
Ich habe sie lieber in der Stille unter der Decke.

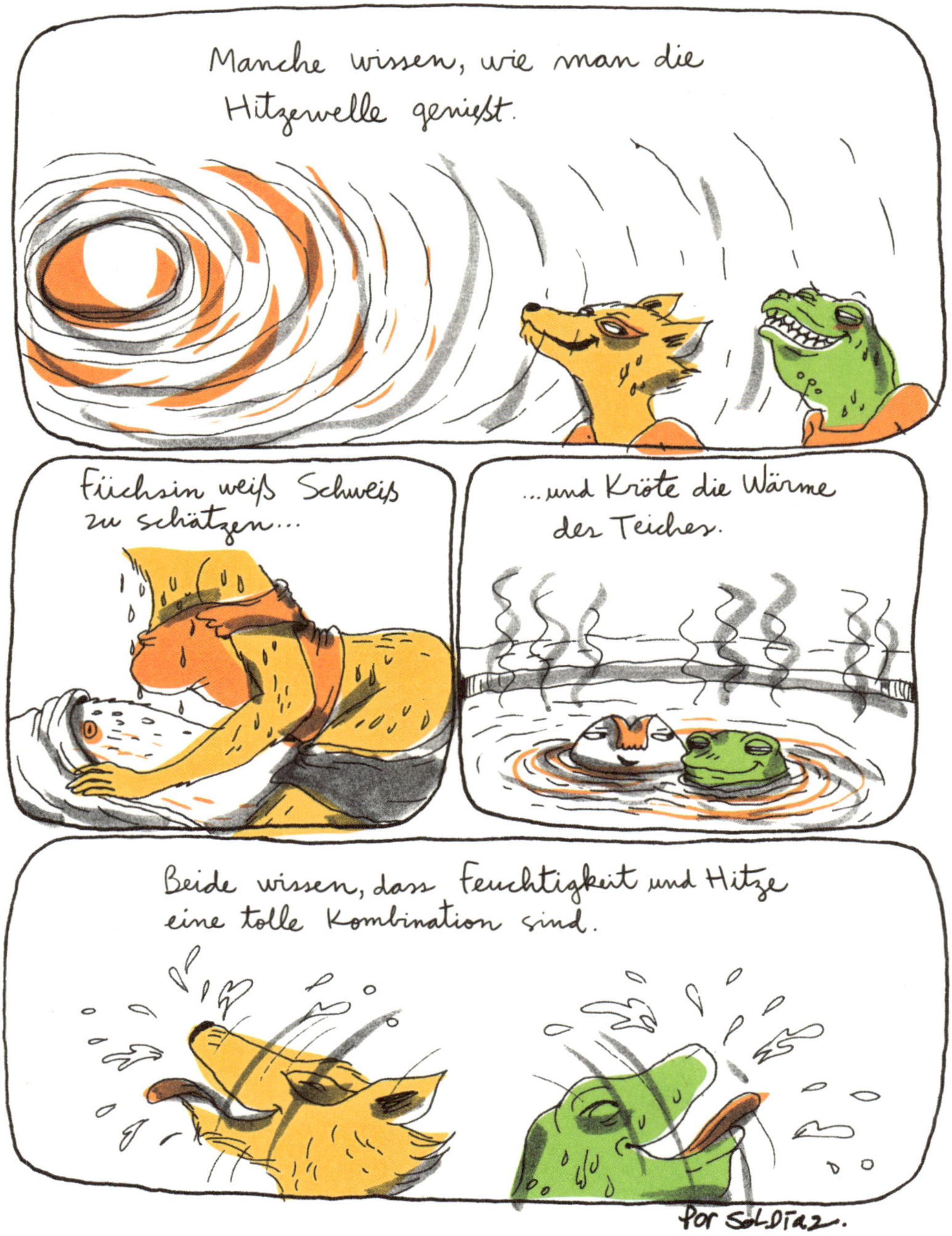
Manche wissen, wie man die Hitzewelle genießt.
Füchsin weiß Schweiß zu schätzen...
...und Kröte die Wärme des Teiches.
Beide wissen, dass Feuchtigkeit und Hitze eine tolle Kombination sind.
Por SolDiaz.

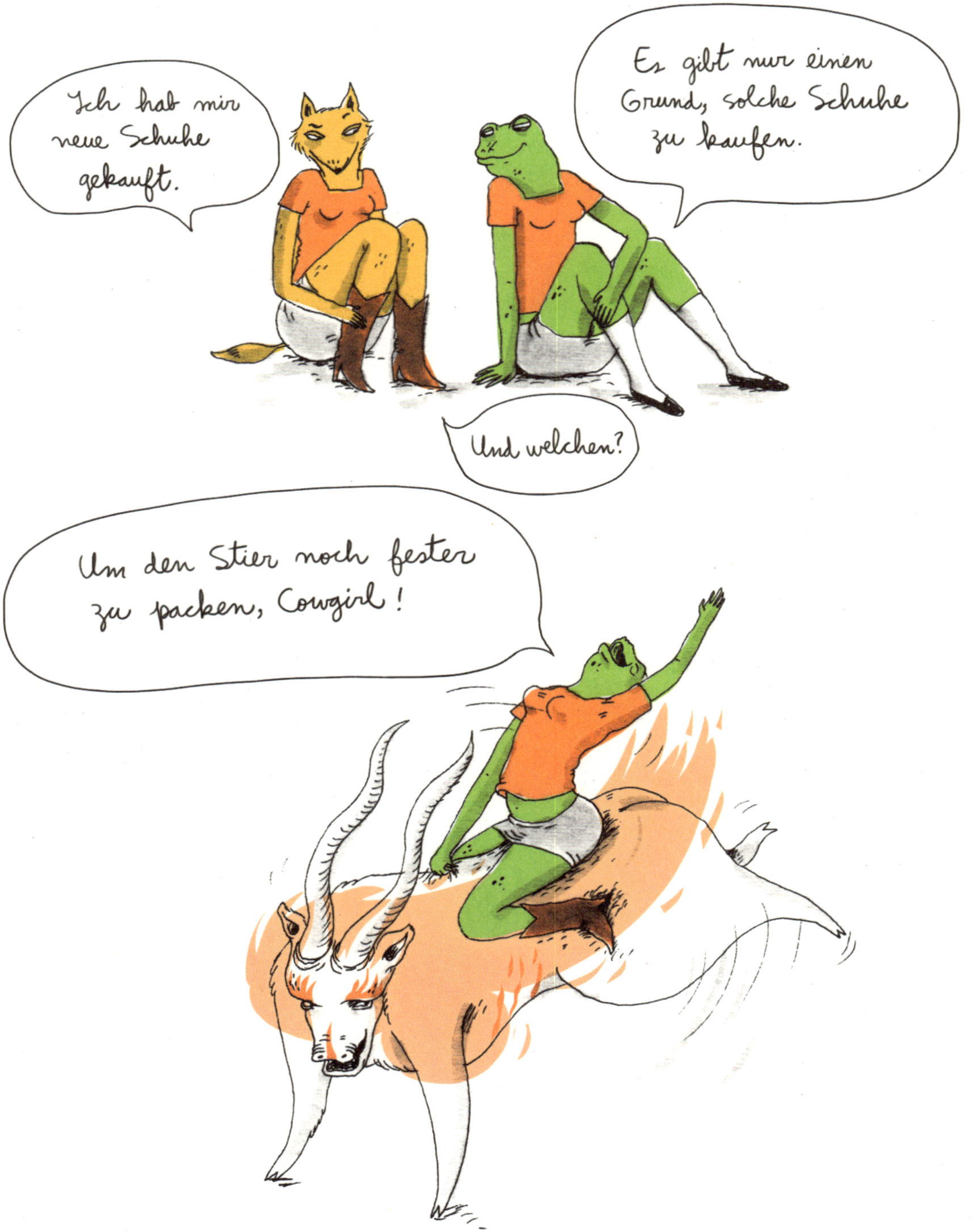
Ich hab mir neue Schuhe gekauft.
Es gibt nur einen Grund, solche Schuhe zu kaufen.
Und welchen?
Um den Stier noch fester zu packen, Cowgirl!

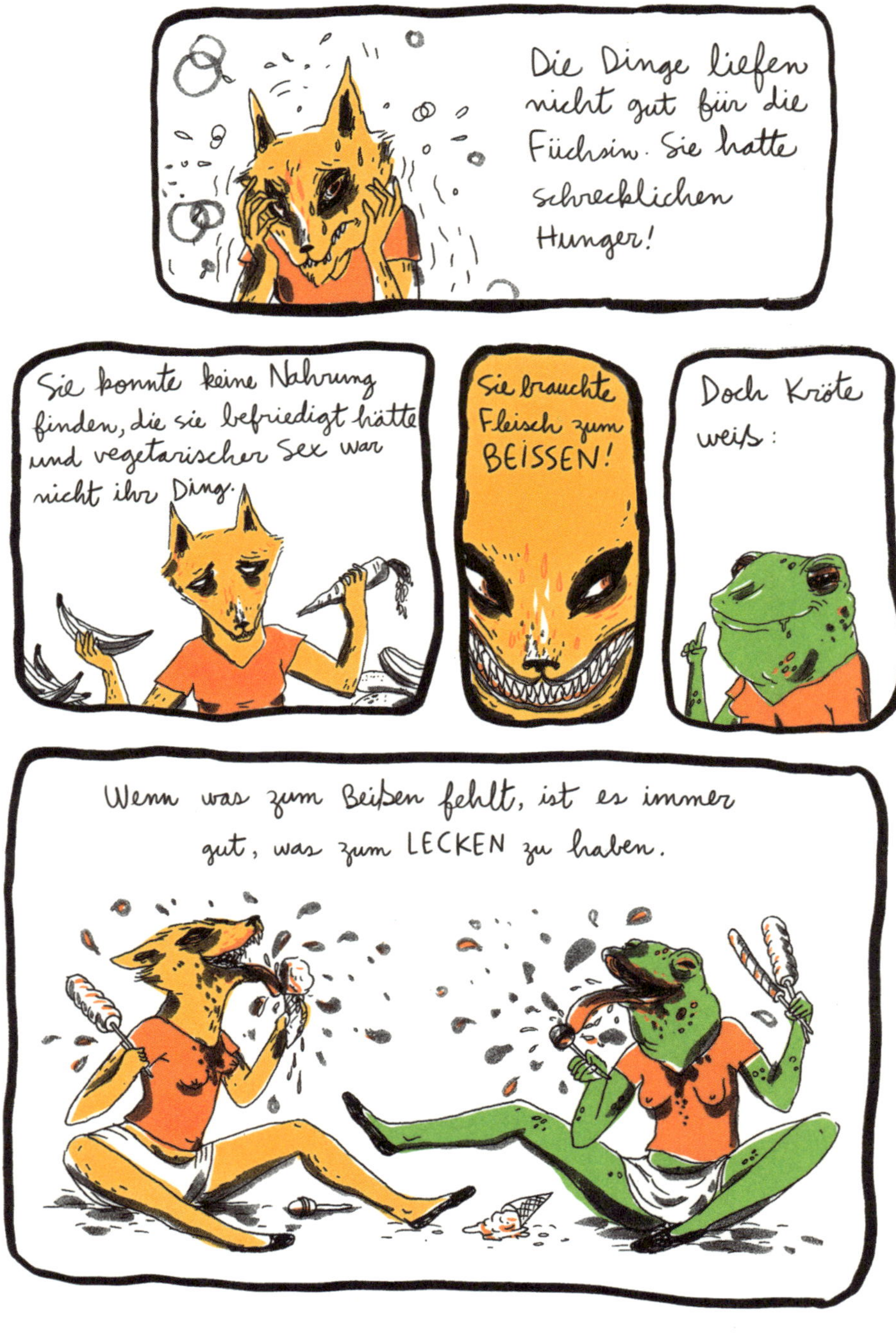
Die Dinge liefen nicht gut für die Füchsin. Sie hatte schrecklichen Hunger!
Sie konnte keine Nahrung finden, die sie befriedigt hätte und vegetarischer Sex war nicht ihr Ding.
Sie brauchte Fleisch zum BEISSEN!
Doch Kröte weiß:
Wenn was zum Beißen fehlt, ist es immer gut, was zum LECKEN zu haben.

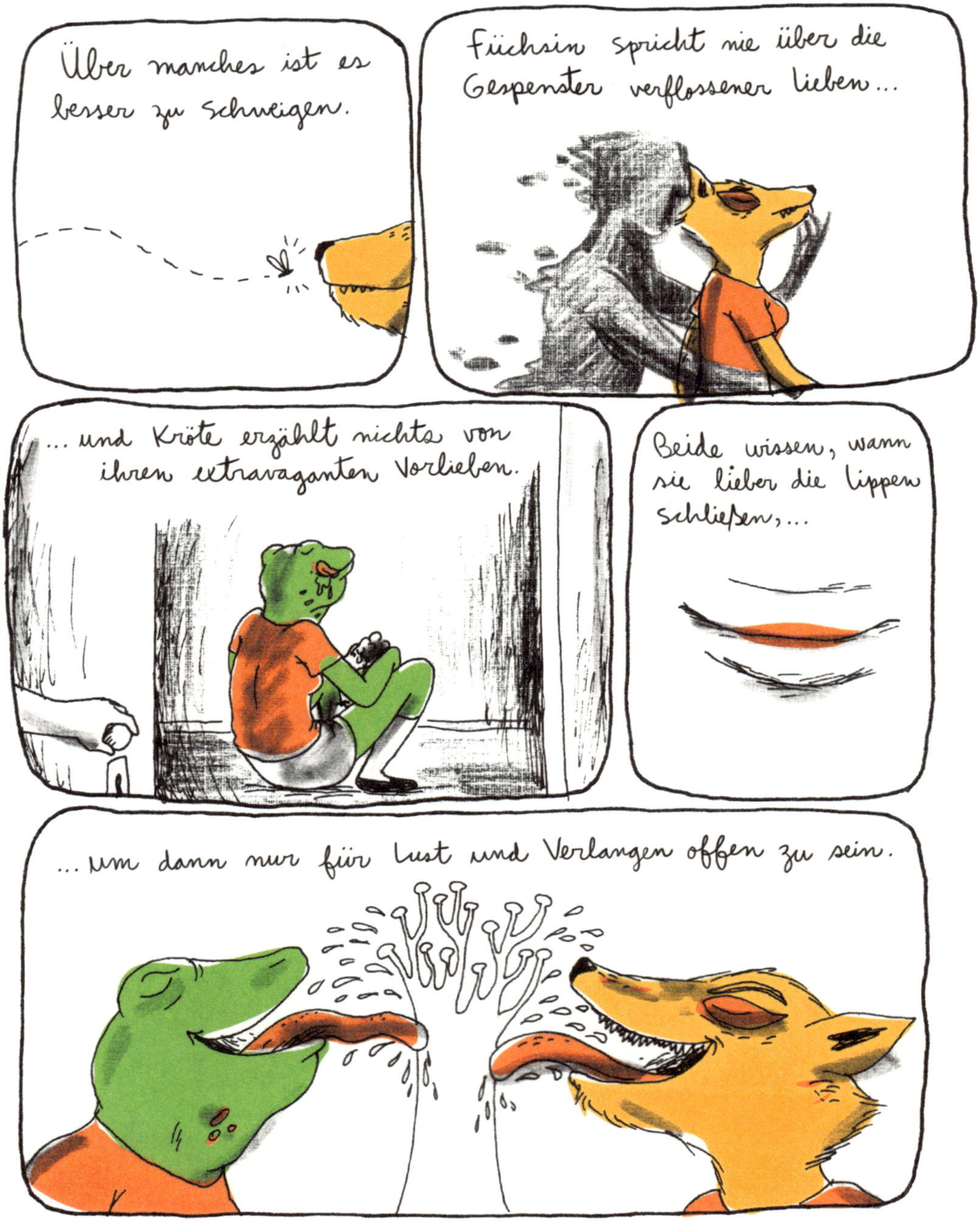
Über manches ist es besser zu schweigen.
Füchsin spricht nie über die Gespenster verflossener Lieben...
... und Kröte erzählt nichts von ihren extravaganten Vorlieben.
Beide wissen, wann sie lieber die Lippen schließen,...
... um dann nur für Lust und Verlangen offen zu sein.

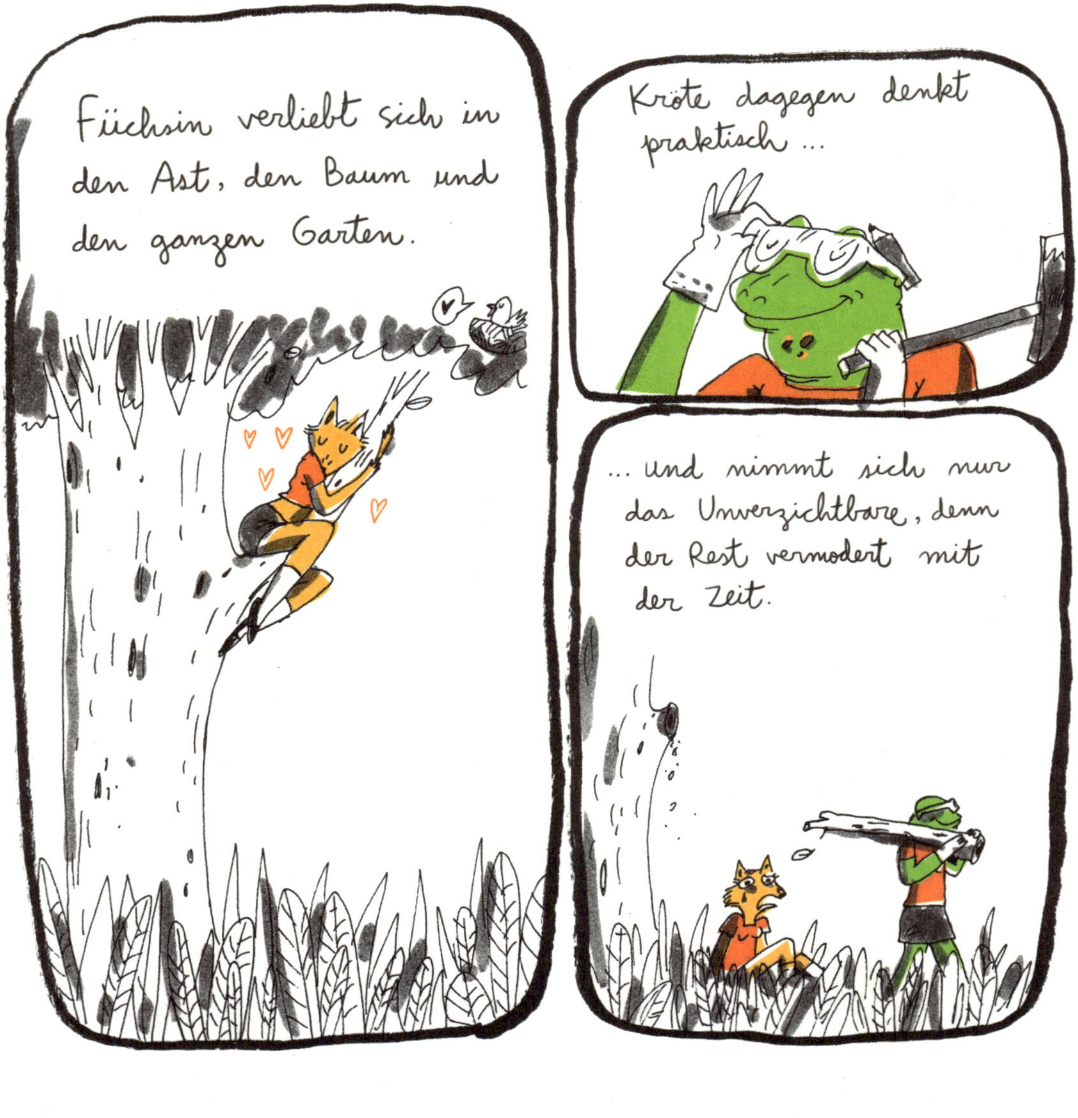
Füchsin verliebt sich in den Ast, den Baum und den ganzen Garten.
Kröte dagegen denkt praktisch ...
... und nimmt sich nur das Unverzichtbare, denn der Rest vermodert mit der Zeit.

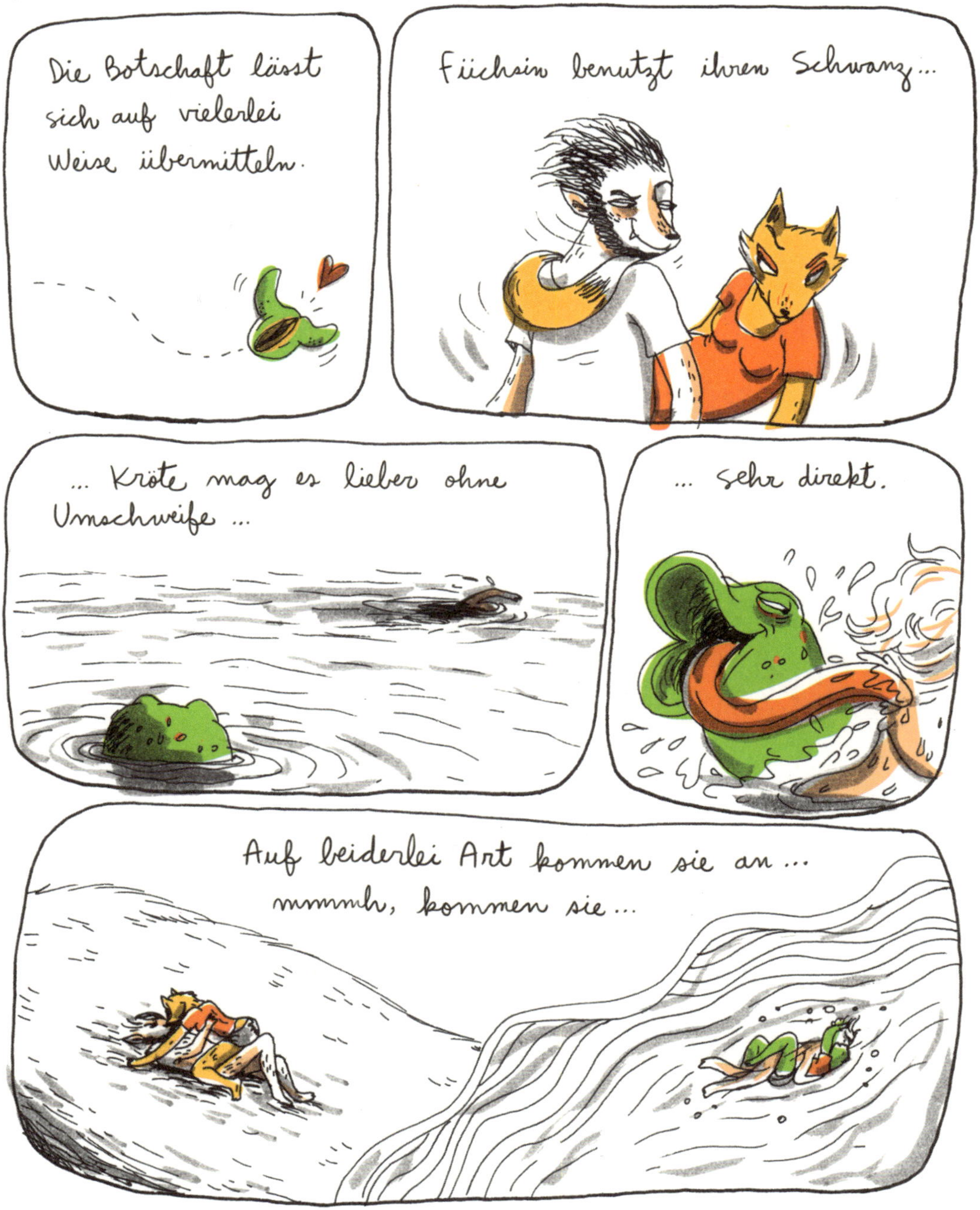
Die Botschaft lässt sich auf vielerlei Weise übermitteln.
Füchsin benutzt ihren Schwanz...
... Kröte mag es lieber ohne Umschweife ...
... sehr direkt.
Auf beiderlei Art kommen sie an ...
mmmh, kommen sie ...

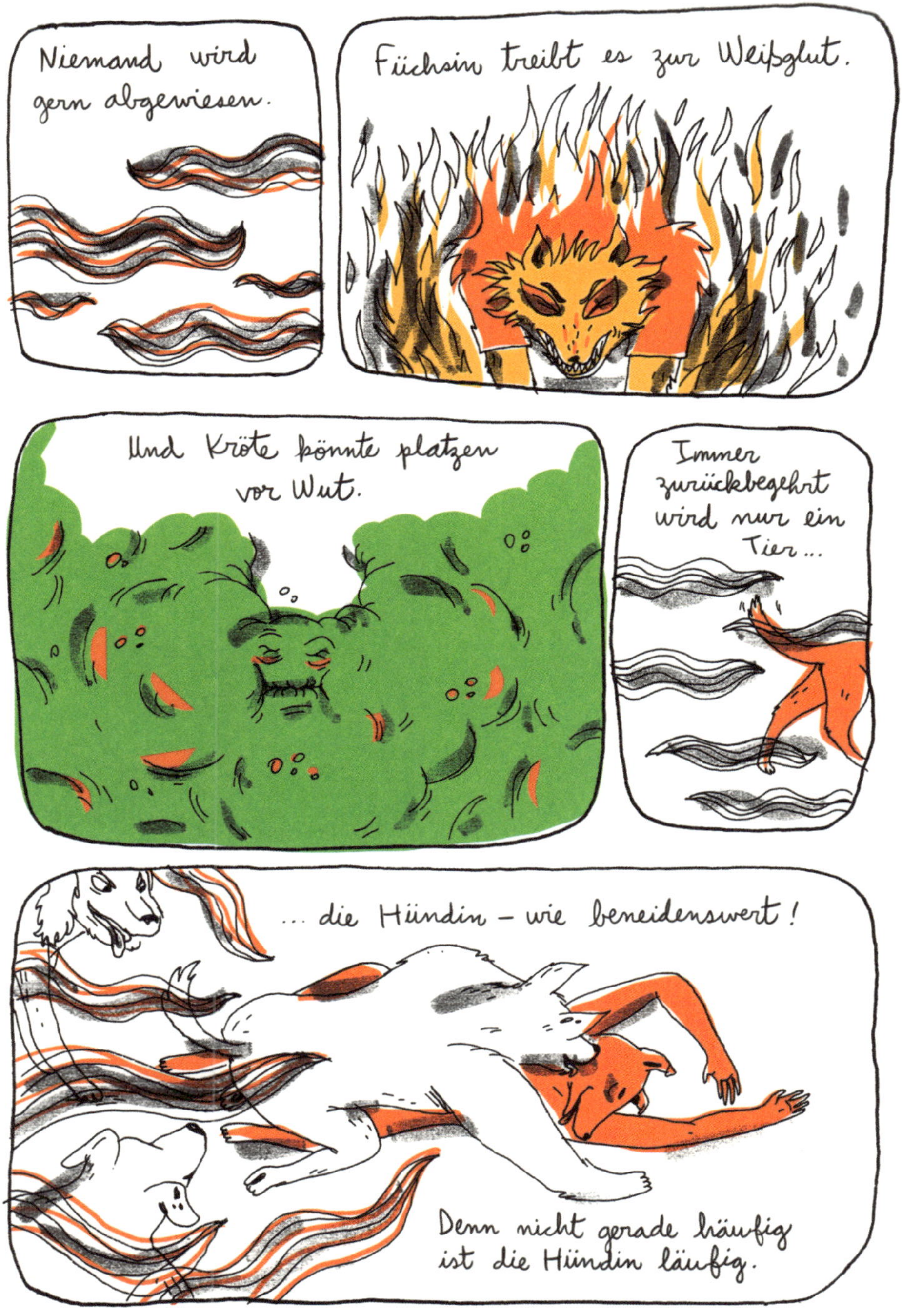
Niemand wird gern abgewiesen.
Füchsin treibt es zur Weißglut.
Und Kröte könnte platzen vor Wut.
Immer zurückbegehrt wird nur ein Tier …
… die Hündin – wie beneidenswert!
Denn nicht gerade häufig ist die Hündin läufig.

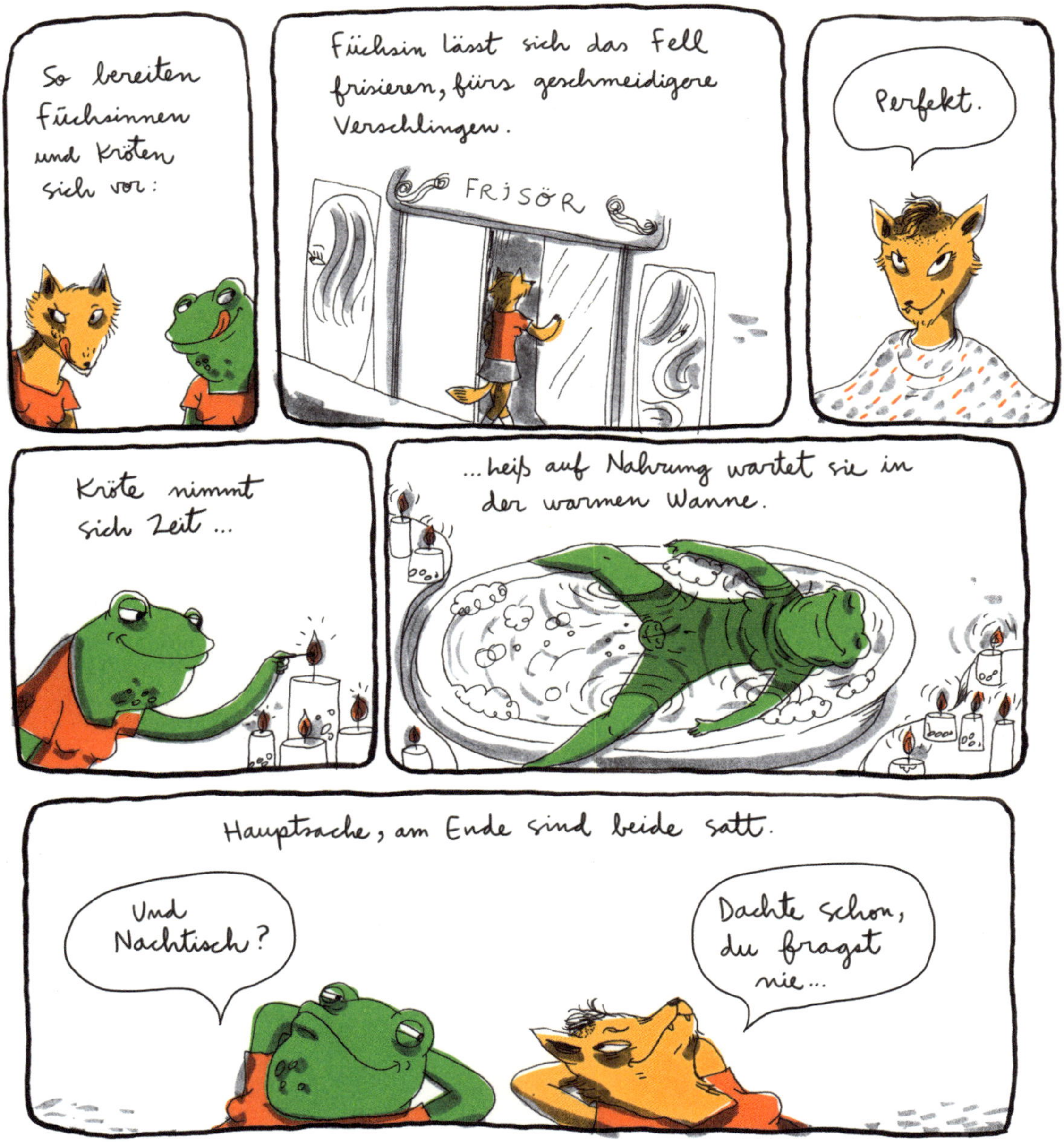
So bereiten Füchsinnen und Kröten sich vor:
Füchsin lässt sich das Fell frisieren, fürs geschmeidigere Verschlingen.
FRISÖR
Perfekt.
Kröte nimmt sich Zeit ...
... heiß auf Nahrung wartet sie in der warmen Wanne.
Hauptsache, am Ende sind beide satt.
Und Nachtisch?
Dachte schon, du fragst nie ...

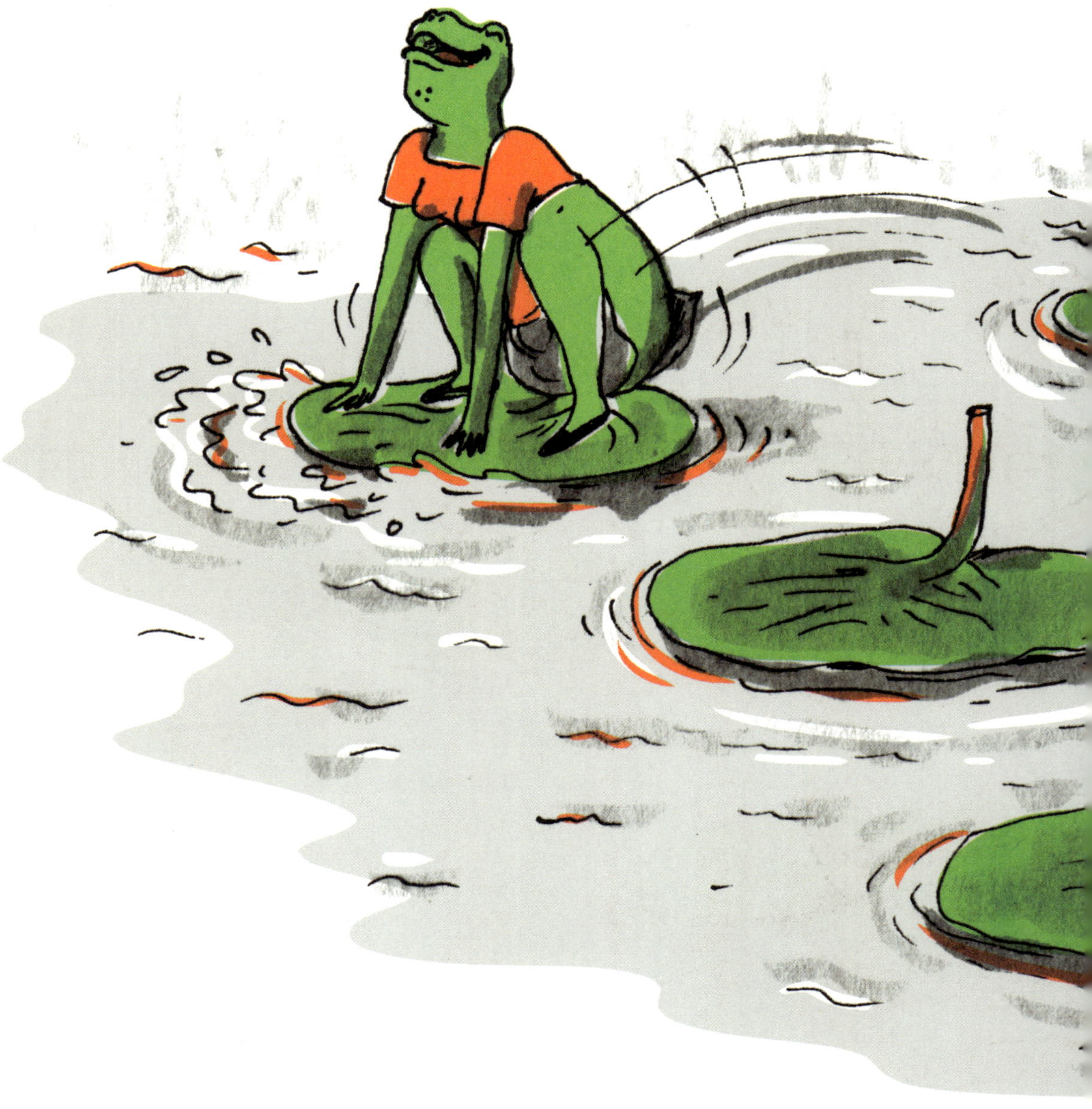

Kröte hat für ihr Gehüpfe ganz bestimmte Gründe.

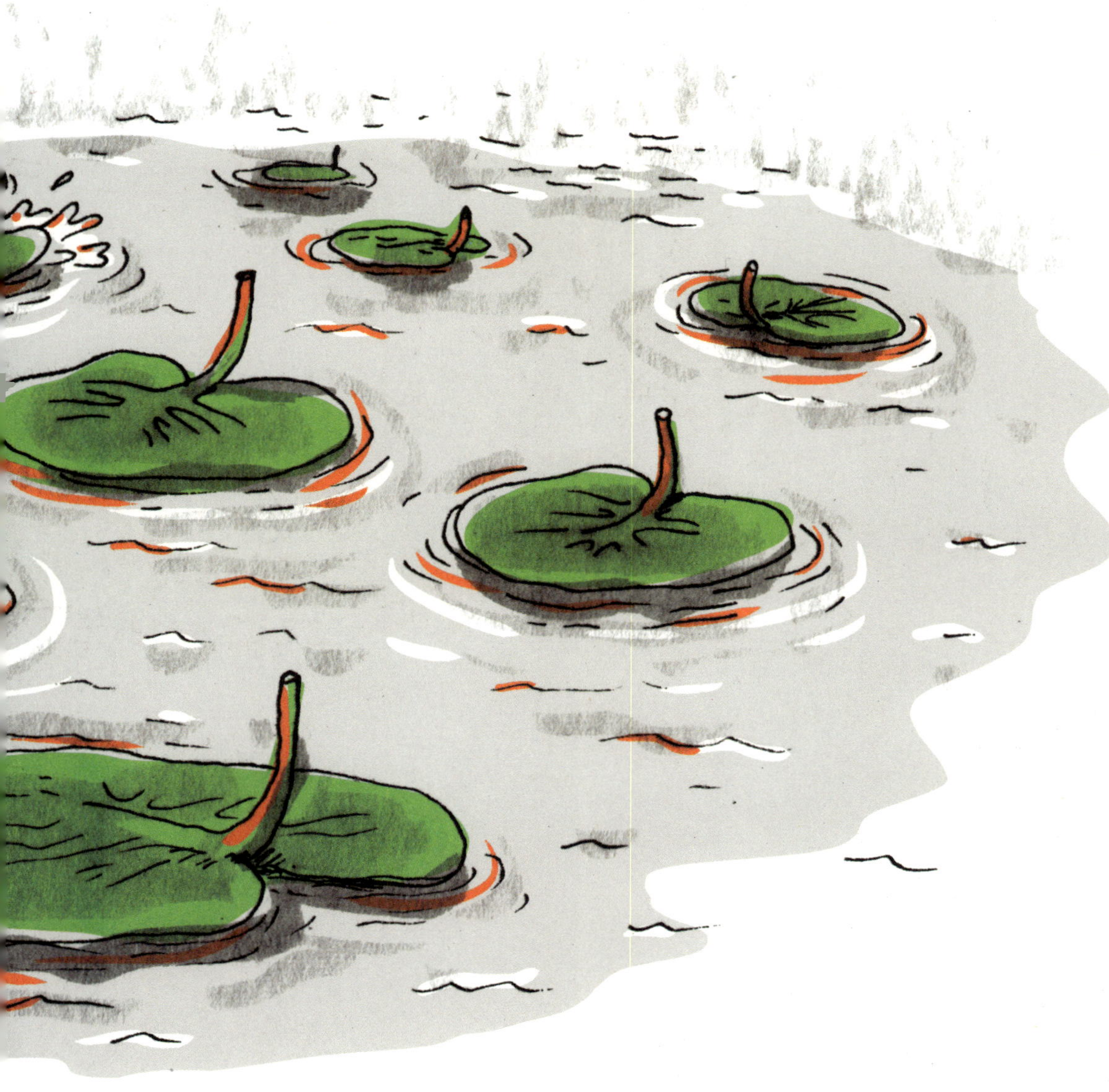

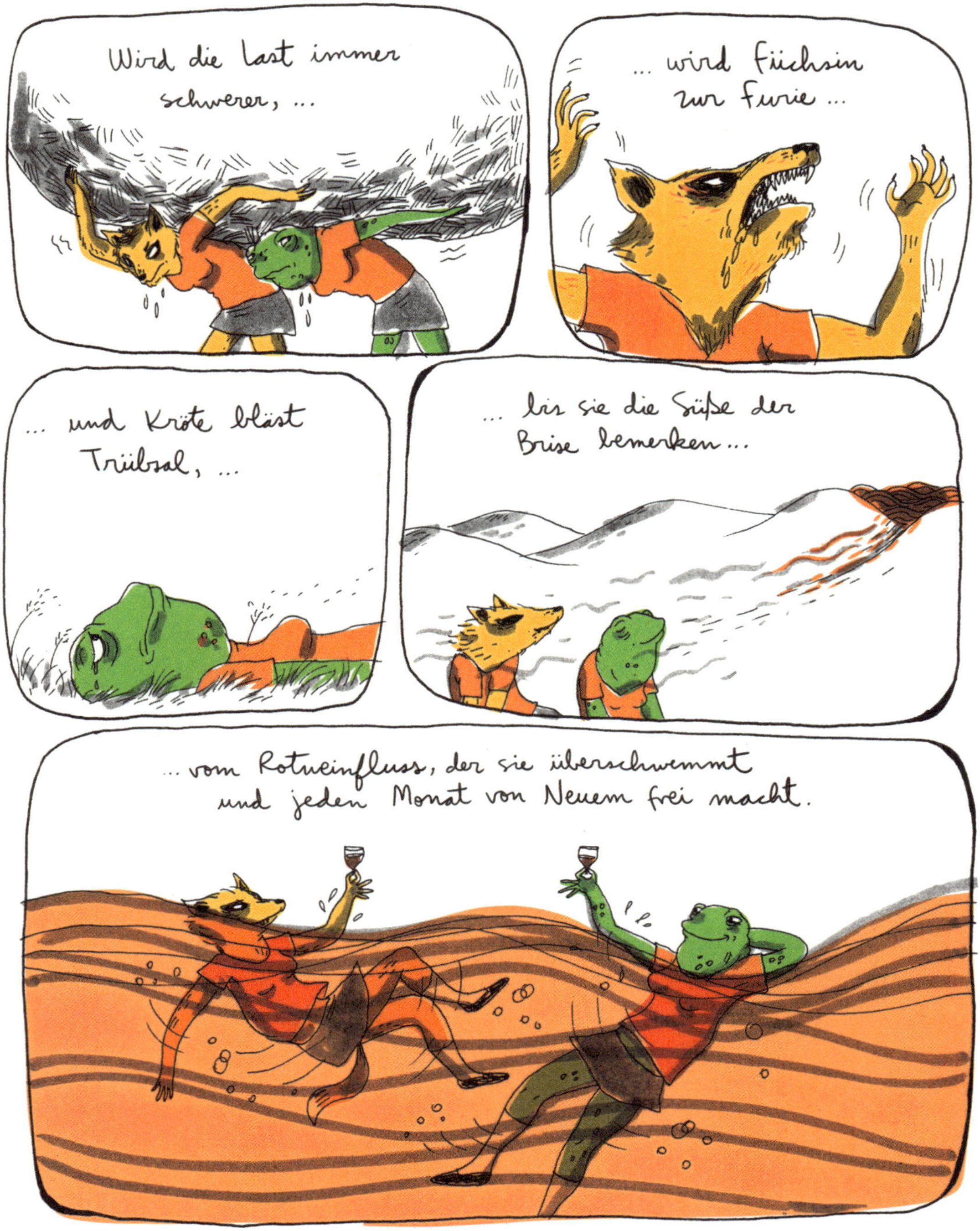
Wird die Last immer schwerer, ...
... wird Füchsin zur Furie ...
... und Kröte bläst Trübsal, ...
... bis sie die Süße der Brise bemerken ...
... vom Rotweinfluss, der sie überschwemmt und jeden Monat von Neuem frei macht.

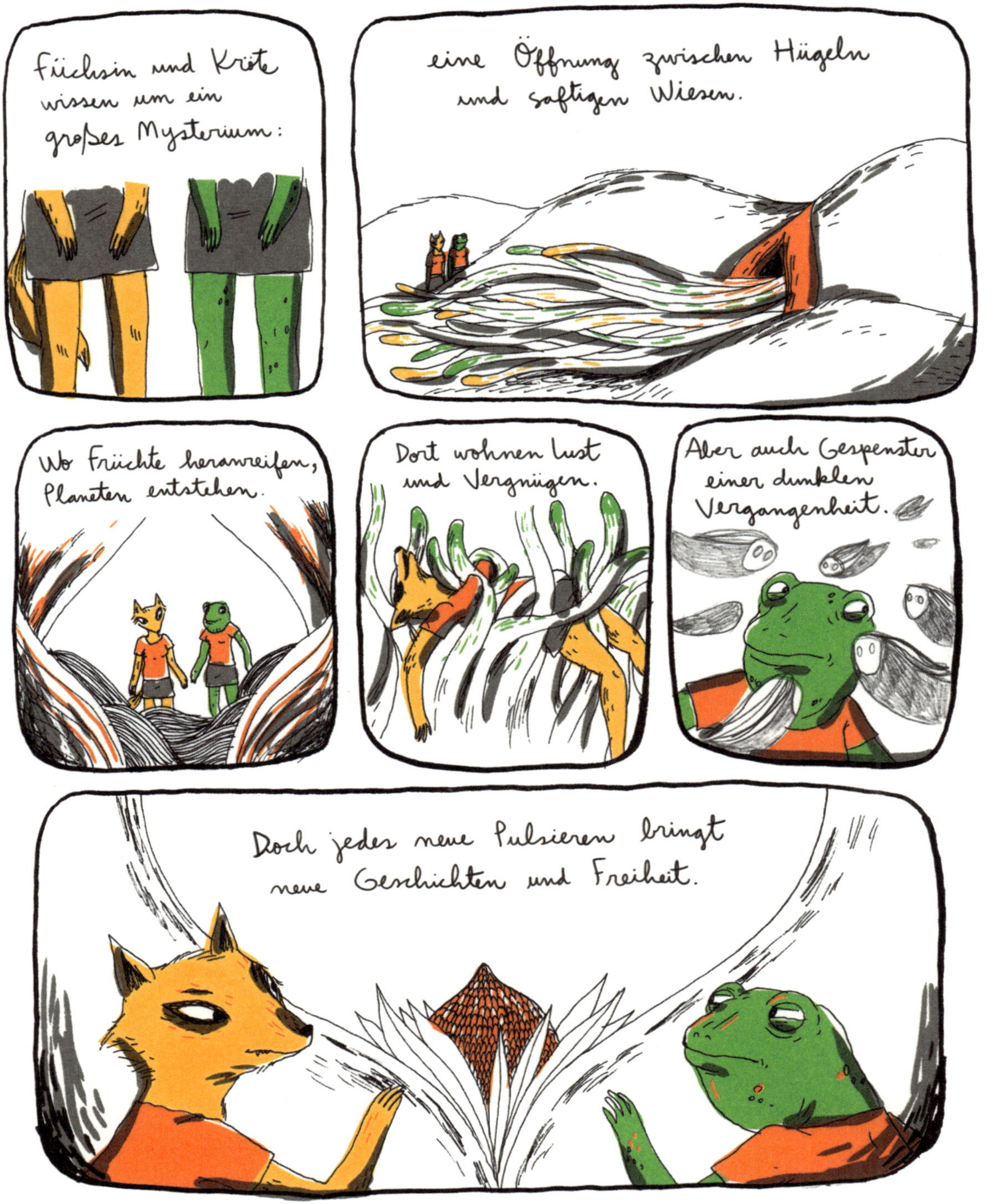
Füchsin und Kröte wissen um ein großes Mysterium:
eine Öffnung zwischen Hügeln und saftigen Wiesen.
Wo Früchte heranreifen, Planeten entstehen.
Dort wohnen Lust und Vergnügen.
Aber auch Gespenster einer dunklen Vergangenheit.
Doch jedes neue Pulsieren bringt neue Geschichten und Freiheit.

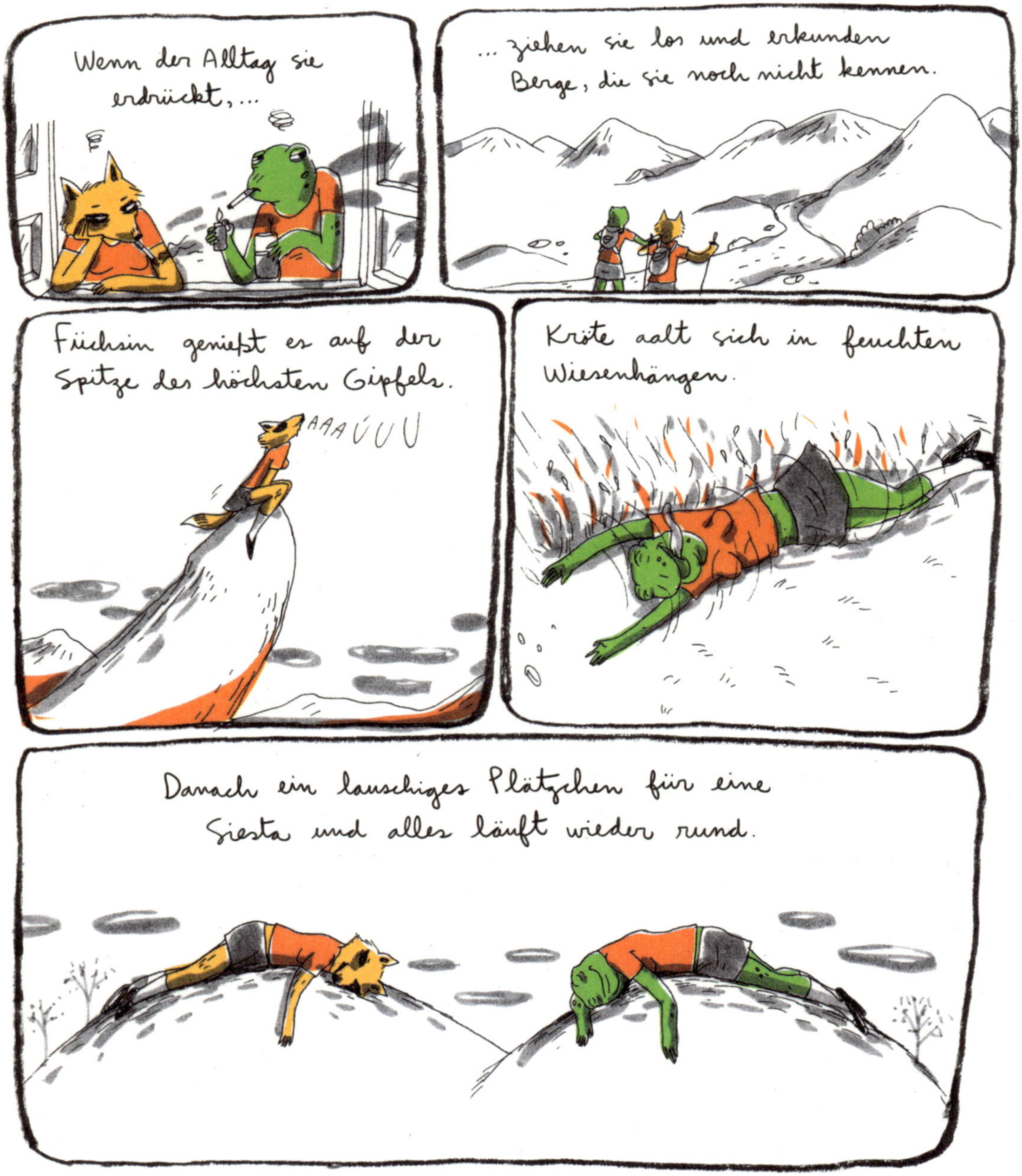
Wenn der Alltag sie erdrückt, ...
... ziehen sie los und erkunden Berge, die sie noch nicht kennen.
Füchsin genießt es auf der Spitze des höchsten Gipfels.
AAAÚUU
Kröte aalt sich in feuchten Wiesenhängen.
Danach ein lauschiges Plätzchen für eine Siesta und alles läuft wieder rund.

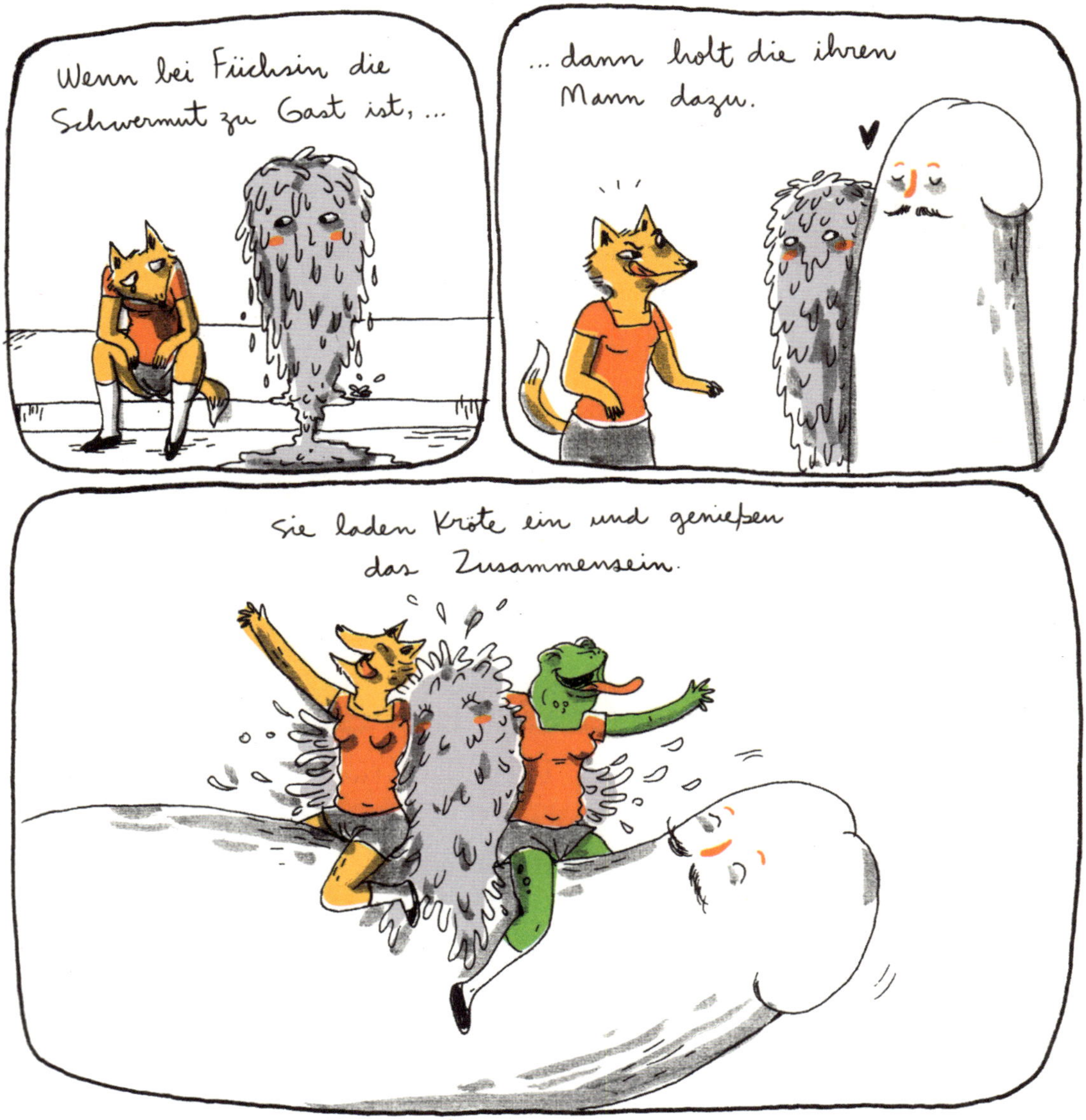
Wenn bei Füchsin die Schwermut zu Gast ist, ...
... dann holt die ihren Mann dazu.
Sie laden Kröte ein und genießen das Zusammensein.

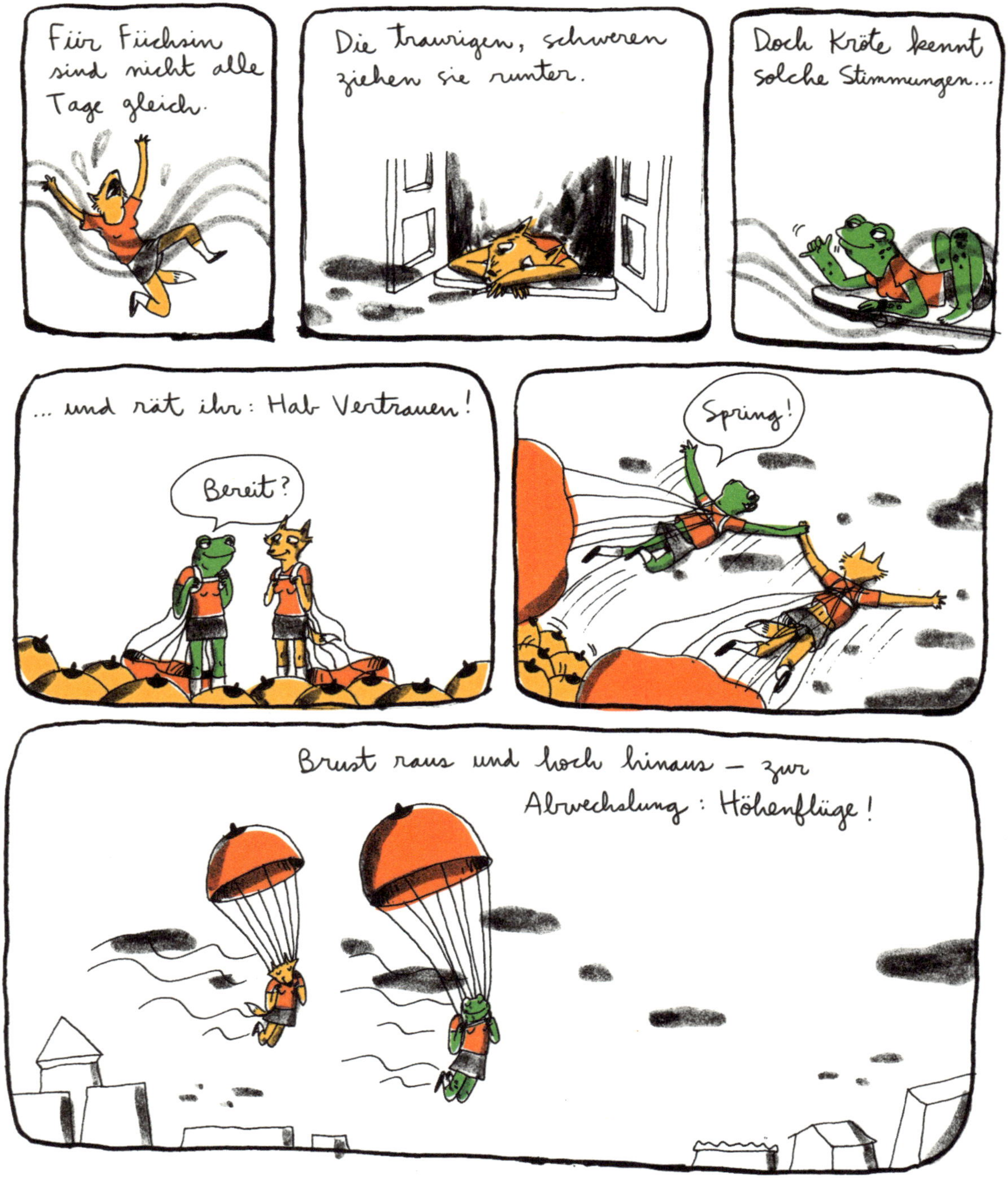

Für Füchsin sind nicht alle Tage gleich.
Die traurigen, schweren ziehen sie runter.
Doch Kröte kennt solche Stimmungen...
... und rät ihr: Hab Vertrauen!
Bereit?
Spring!
Brust raus und hoch hinaus – zur Abwechslung: Höhenflüge!

Kröte reizt das Verborgene …

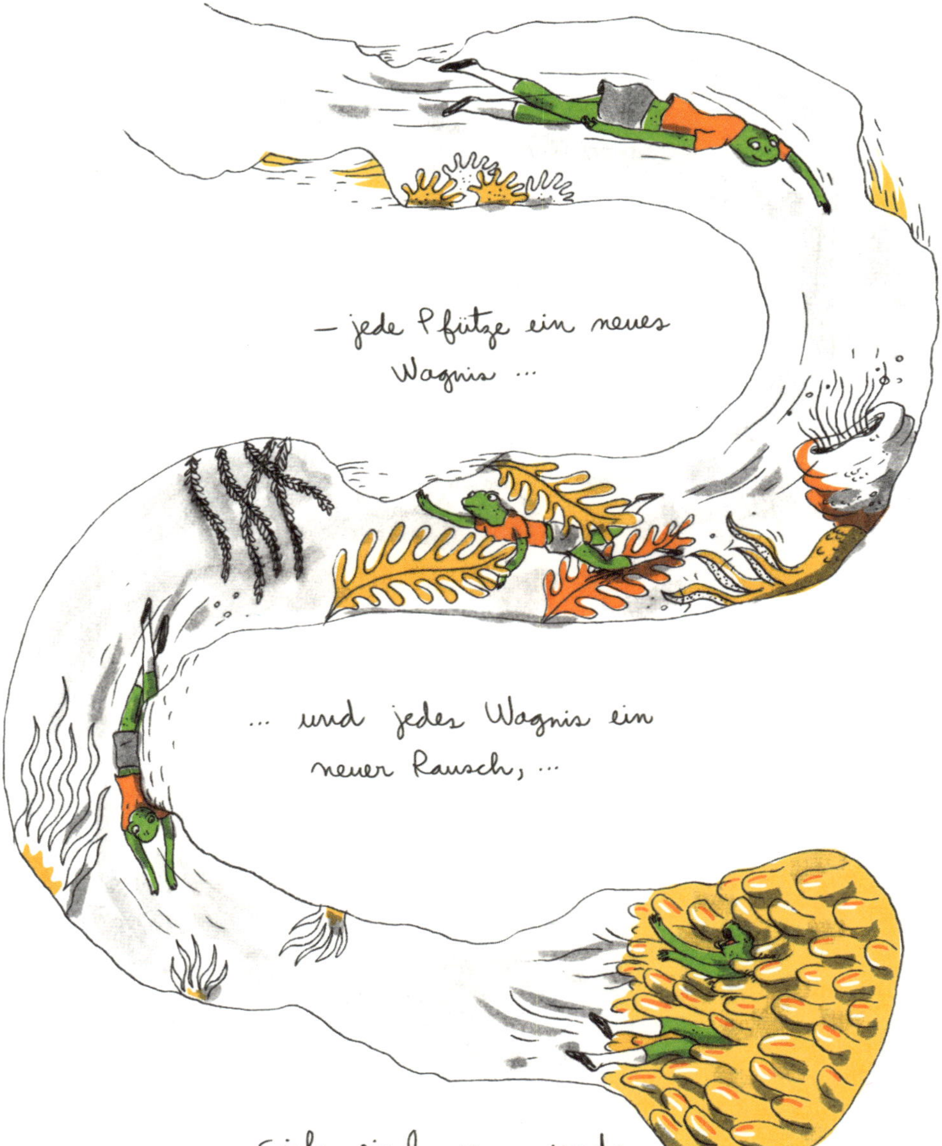

– jede Pfütze ein neues Wagnis …

… und jedes Wagnis ein neuer Rausch, …

… sich einlassen und aufgehen im Anderen.

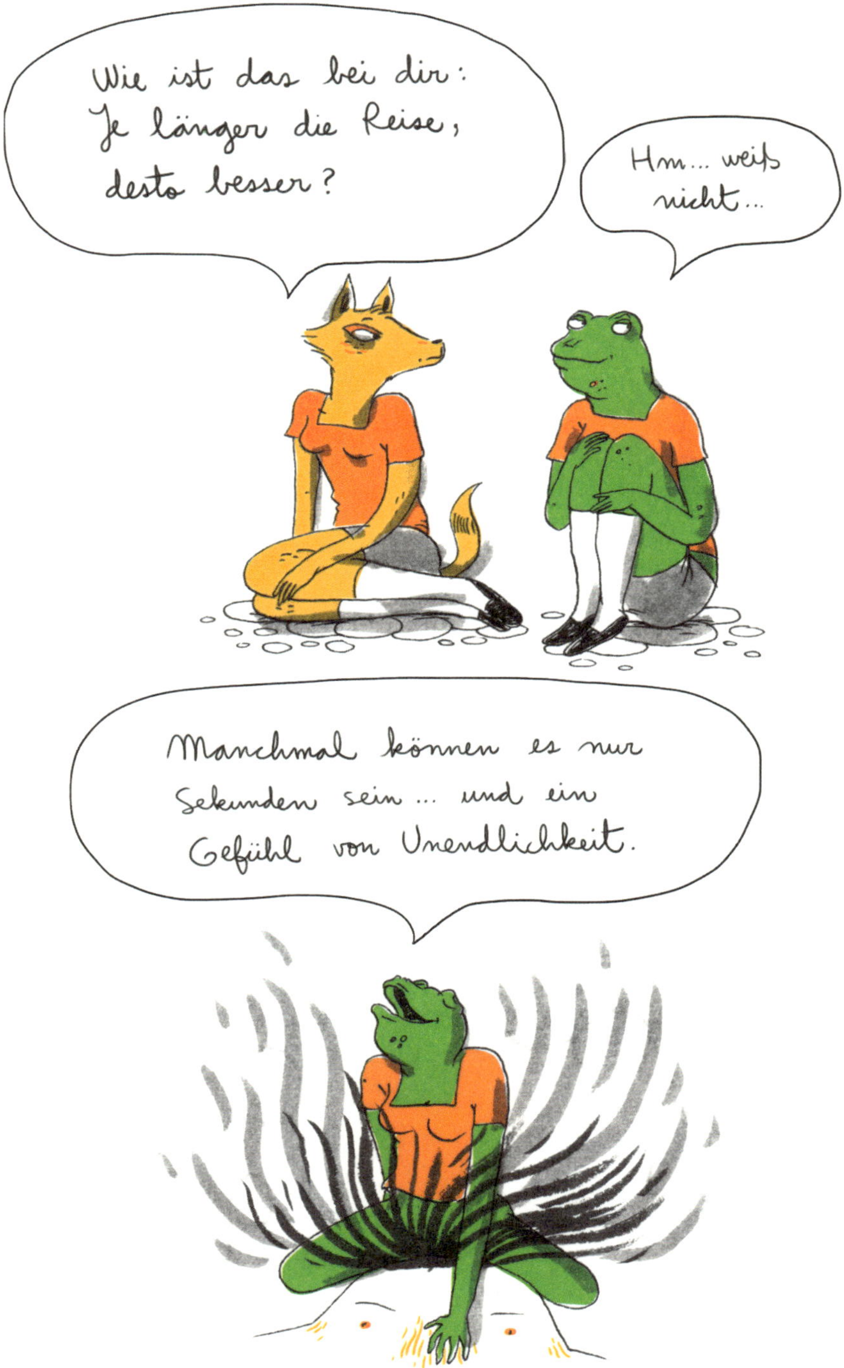
Wie ist das bei dir: Je länger die Reise, desto besser?
Hm... weiß nicht...
Manchmal können es nur Sekunden sein ... und ein Gefühl von Unendlichkeit.

Wenn jemand
sanft anklopft, ...

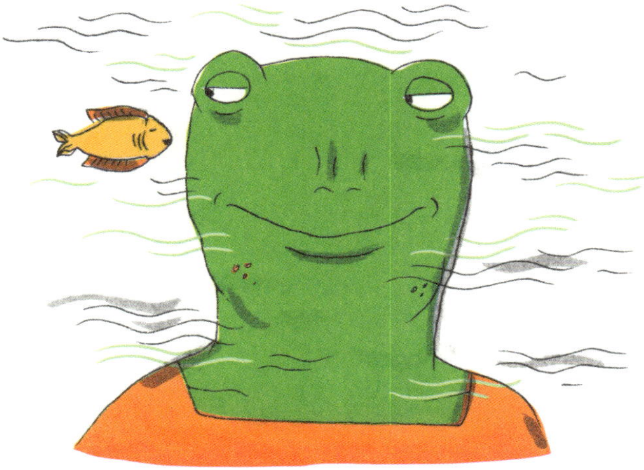

... gibt es nichts Schöneres
als ihn einzulassen.

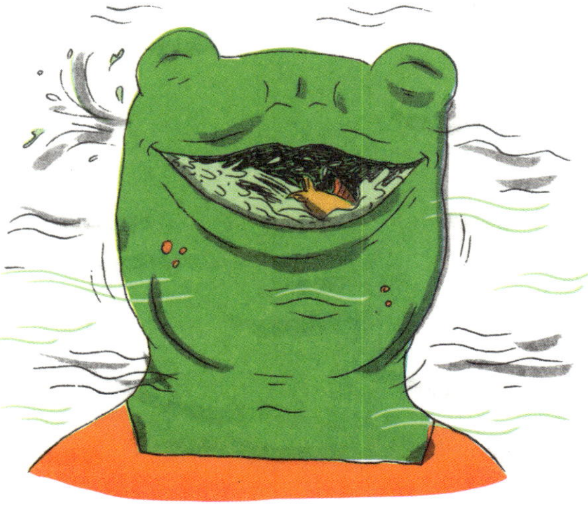

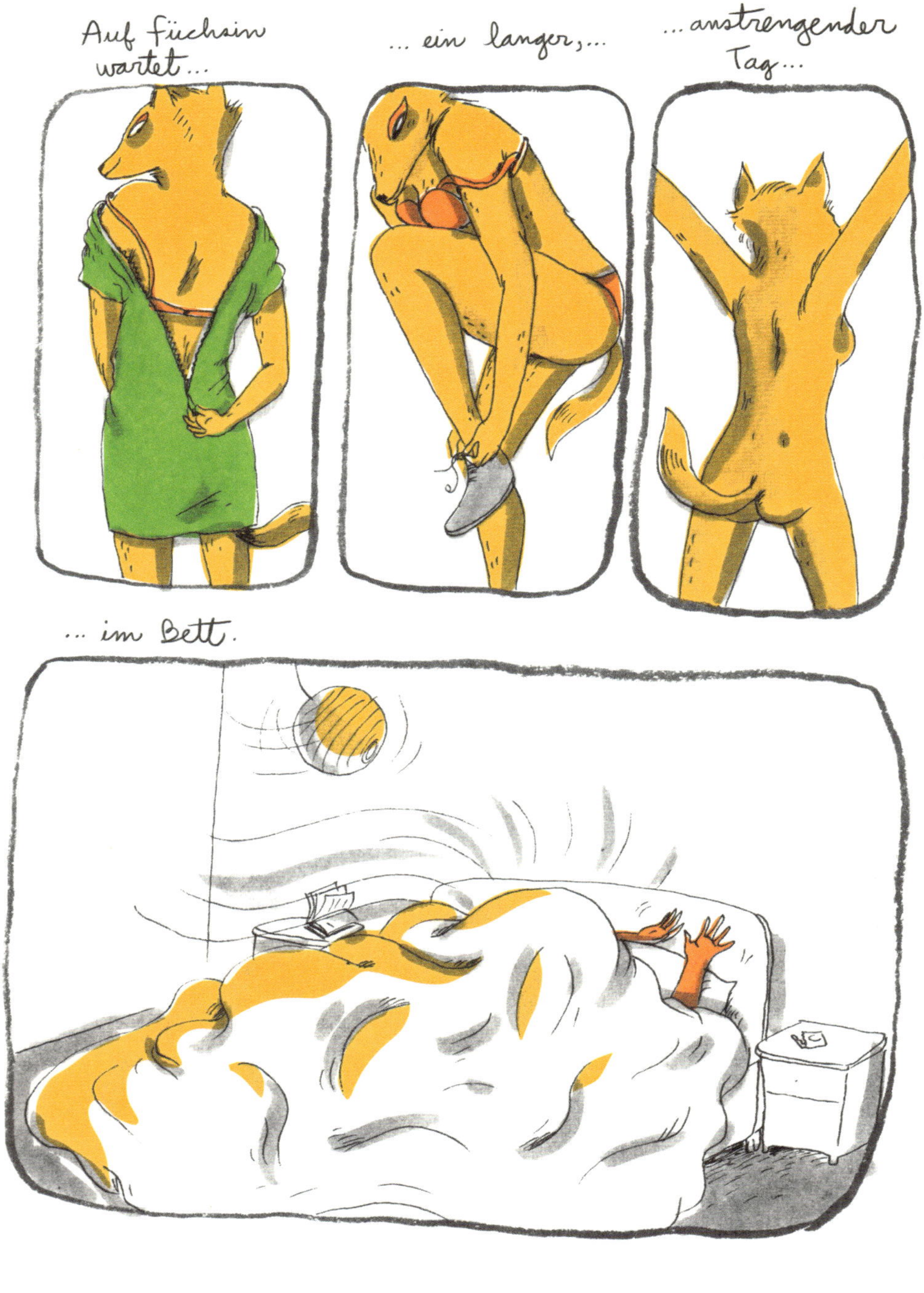
Auf Füchsin wartet...
... ein langer, ...
... anstrengender Tag...
... im Bett.

Kröte hat am liebsten Kleine, ...

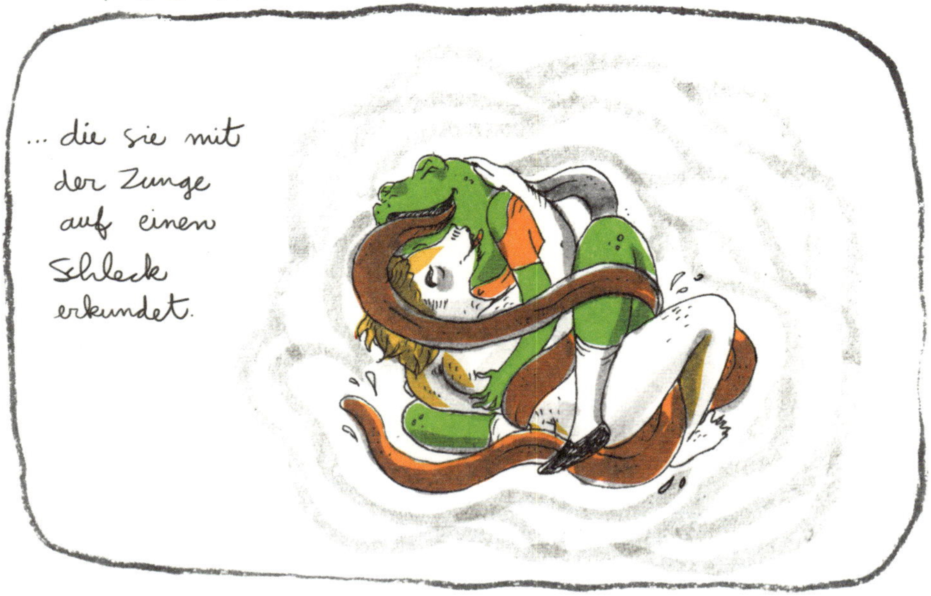
... die sie mit der Zunge auf einen Schleck erkundet.

Füchsin dagegen mag sie am liebsten groß, ...

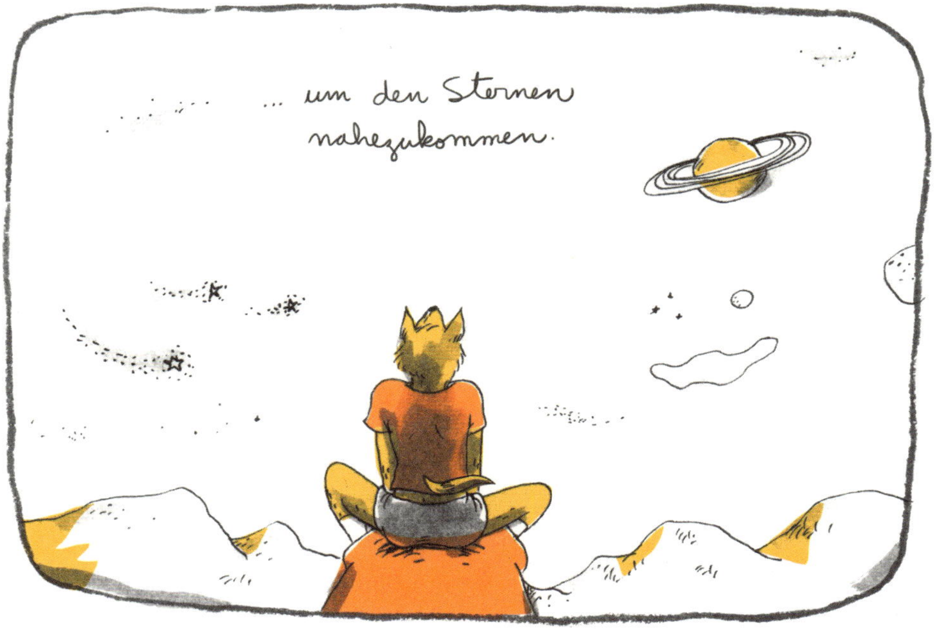
... um den Sternen nahezukommen.

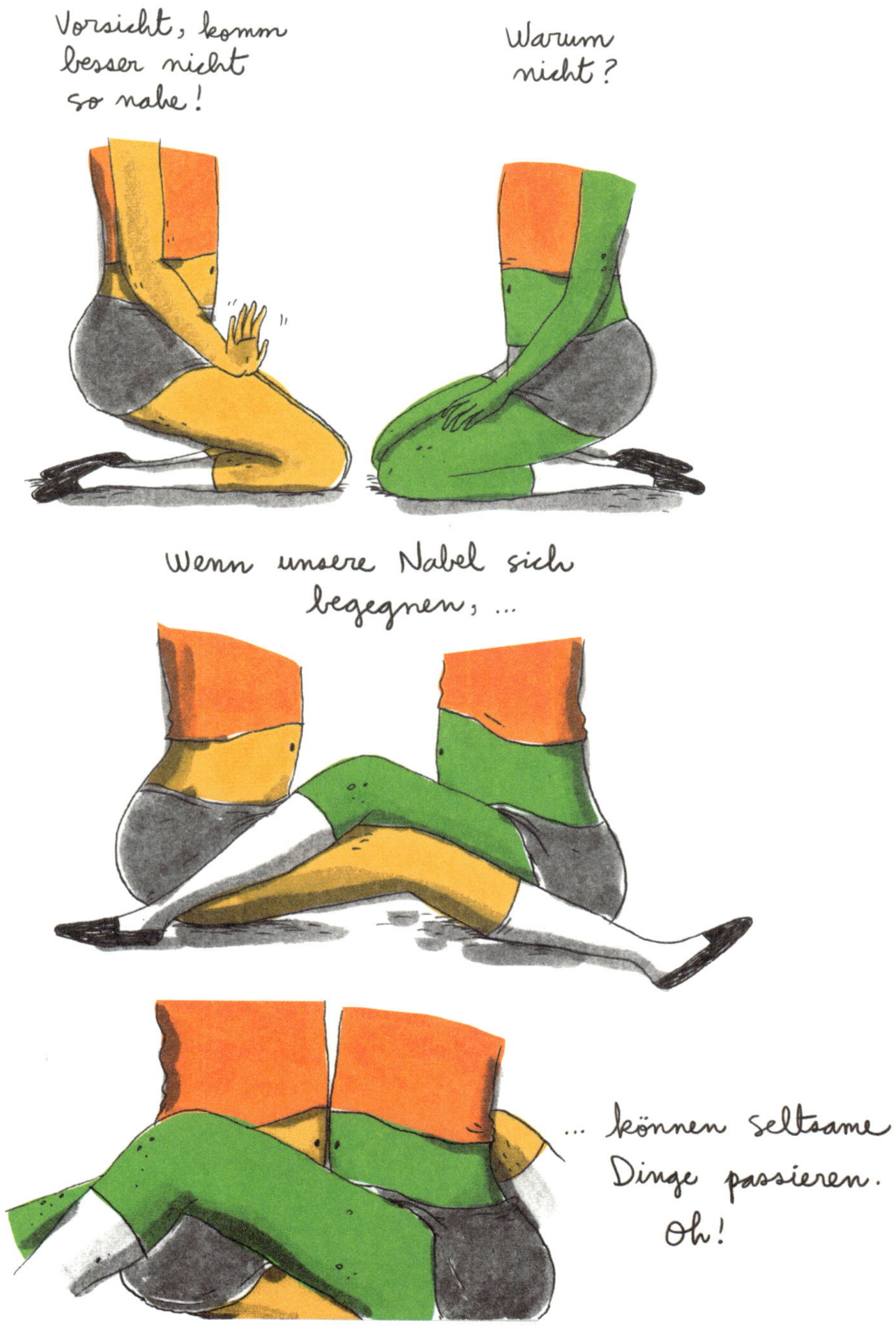
Vorsicht, komm besser nicht so nahe!
Warum nicht?
Wenn unsere Nabel sich begegnen, ...
... können seltsame Dinge passieren.
Oh!

Radfahren dient ja bekanntlich …

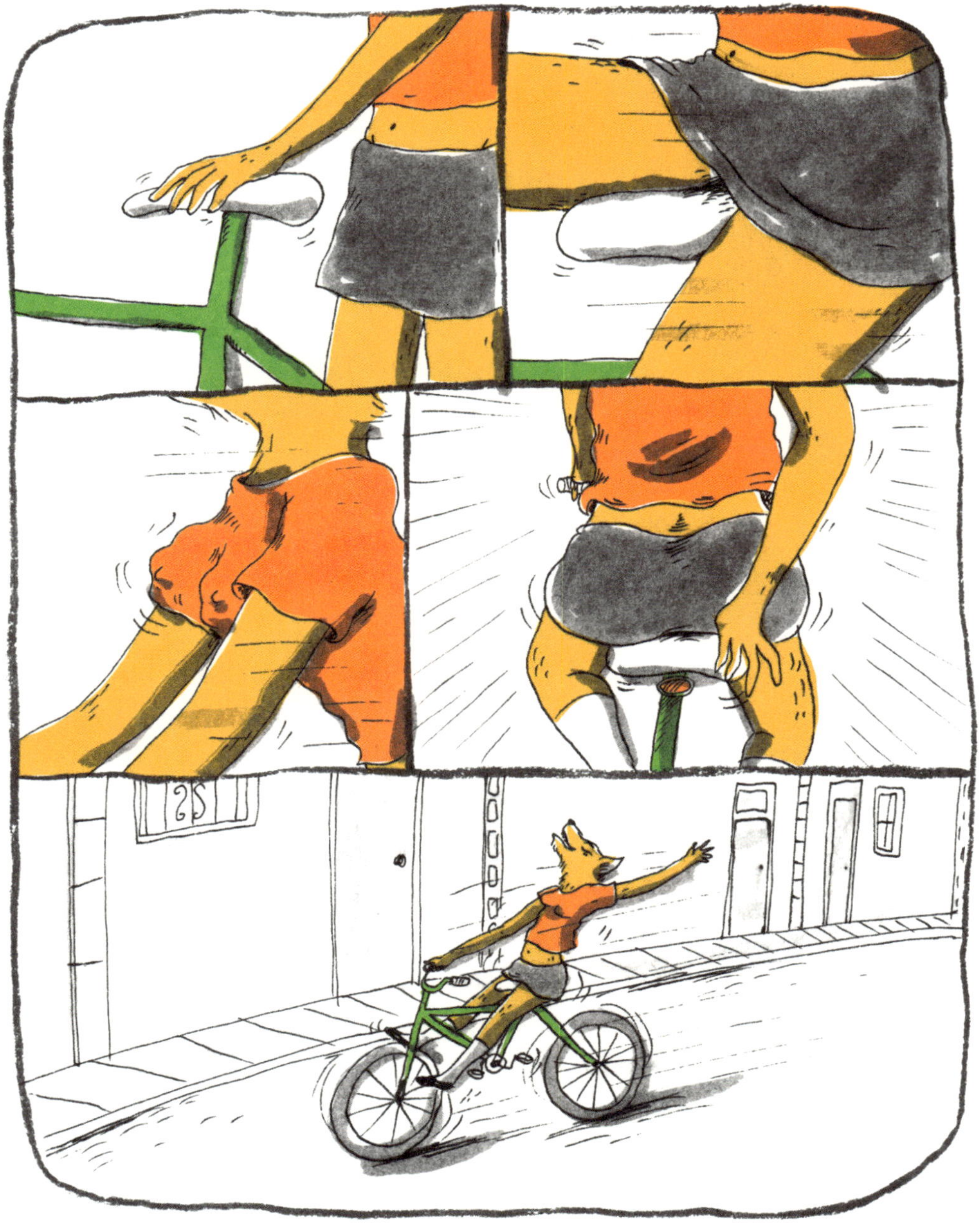

… der Selbstertüchtigung.

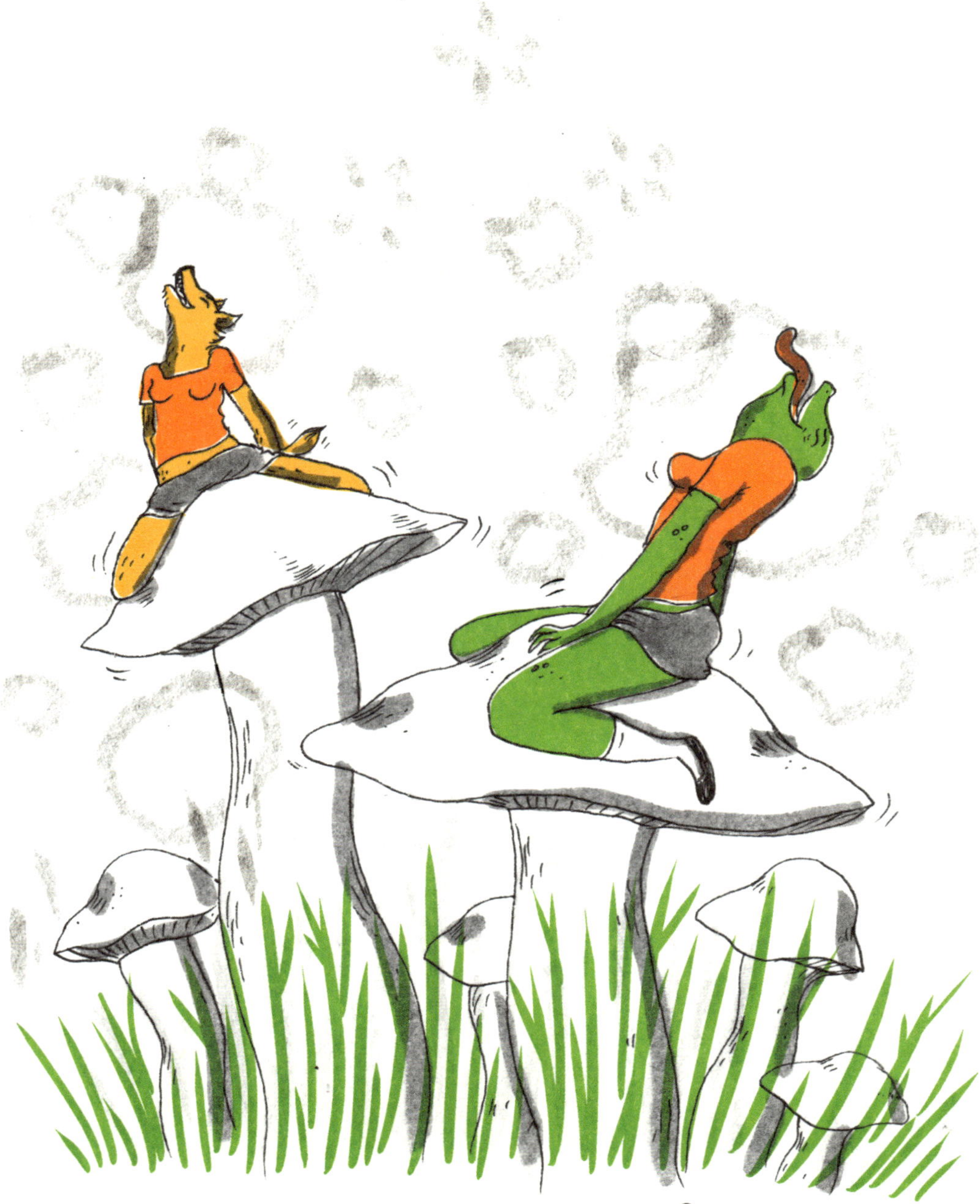

Im Wald stehen viele Pilze,
doch nicht alle versetzen dich
in einen Rausch.

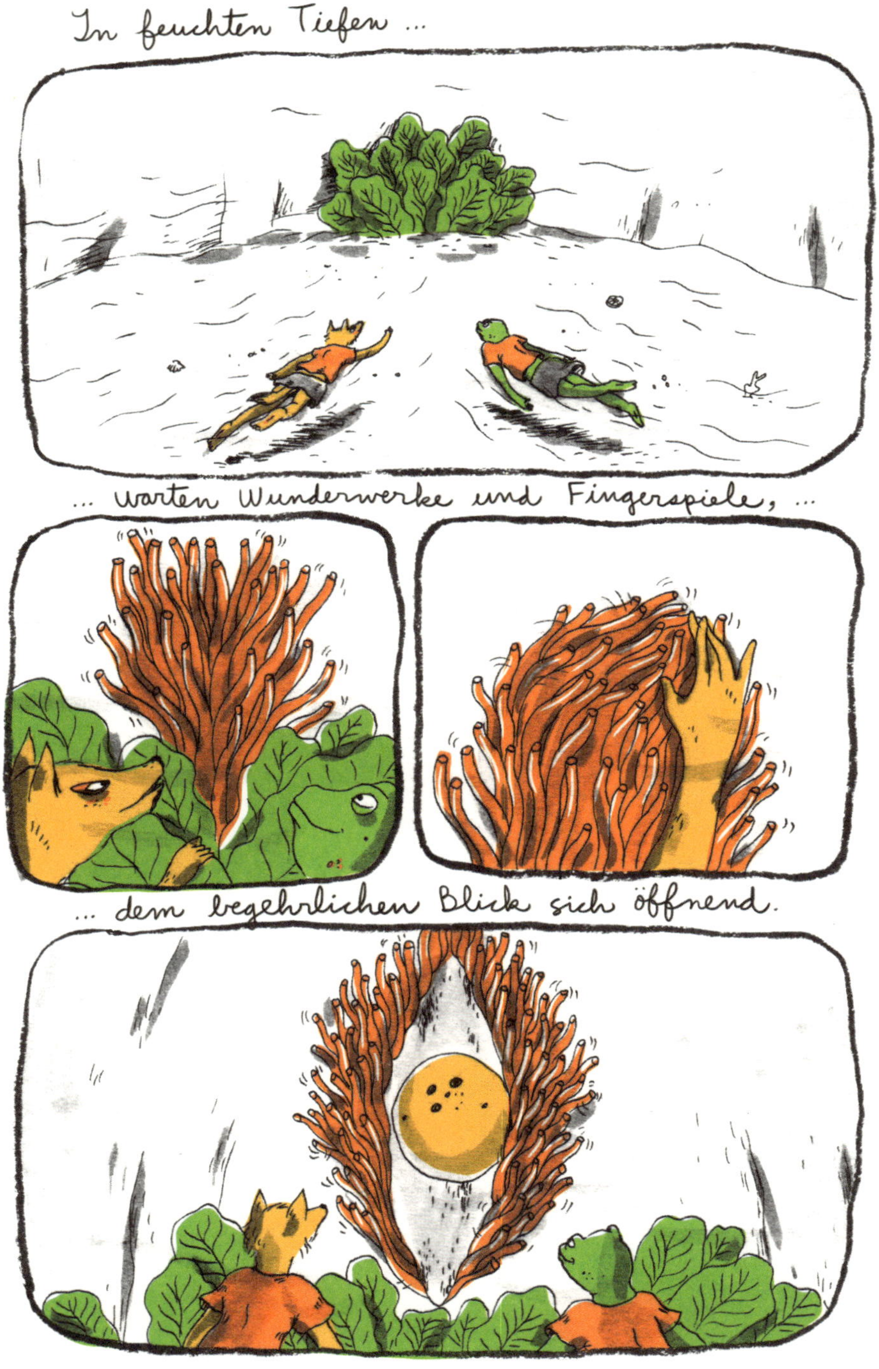
In feuchten Tiefen ...
... warten Wunderwerke und Fingerspiele, ...
... dem begehrlichen Blick sich öffnend.

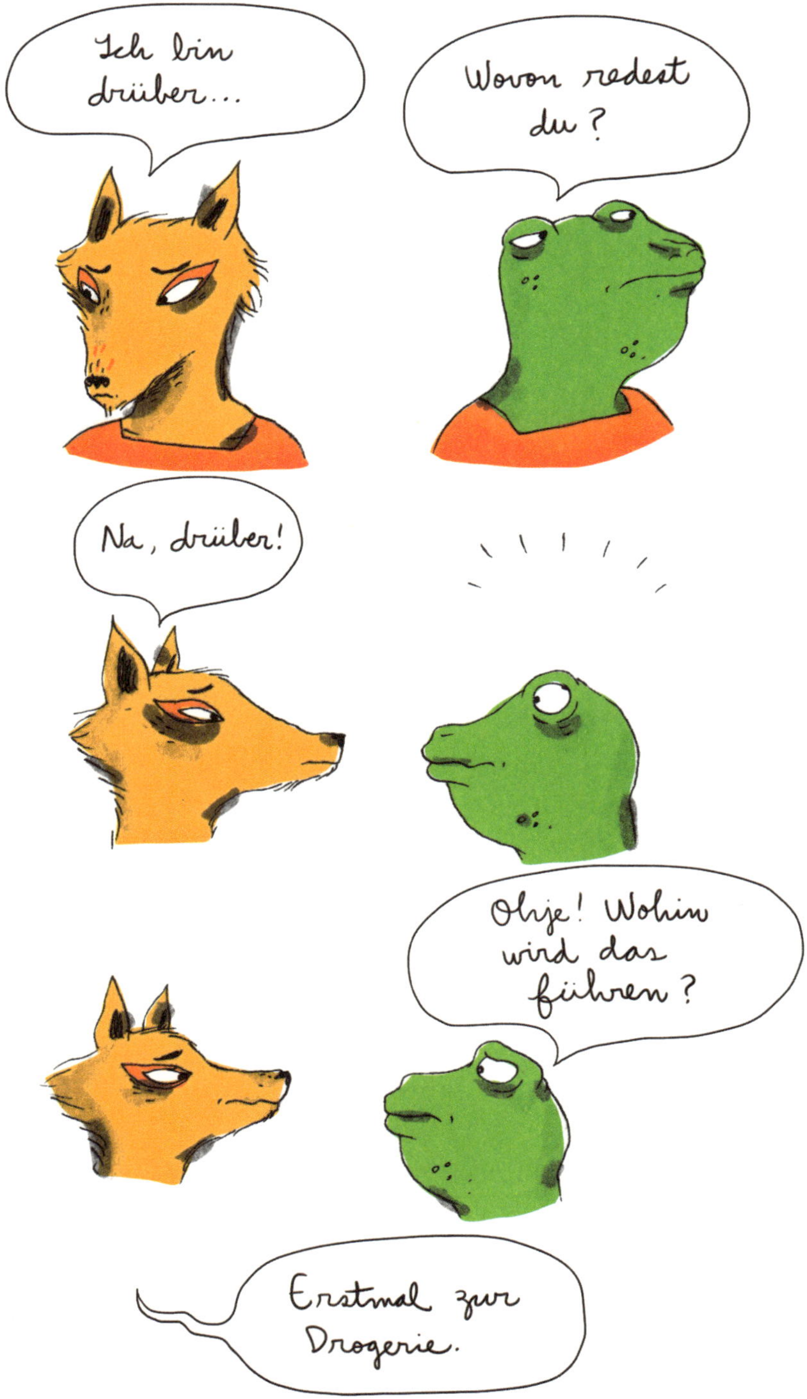
Ich bin drüber...
Wovon redest du?
Na, drüber!
Ohje! Wohin wird das führen?
Erstmal zur Drogerie.

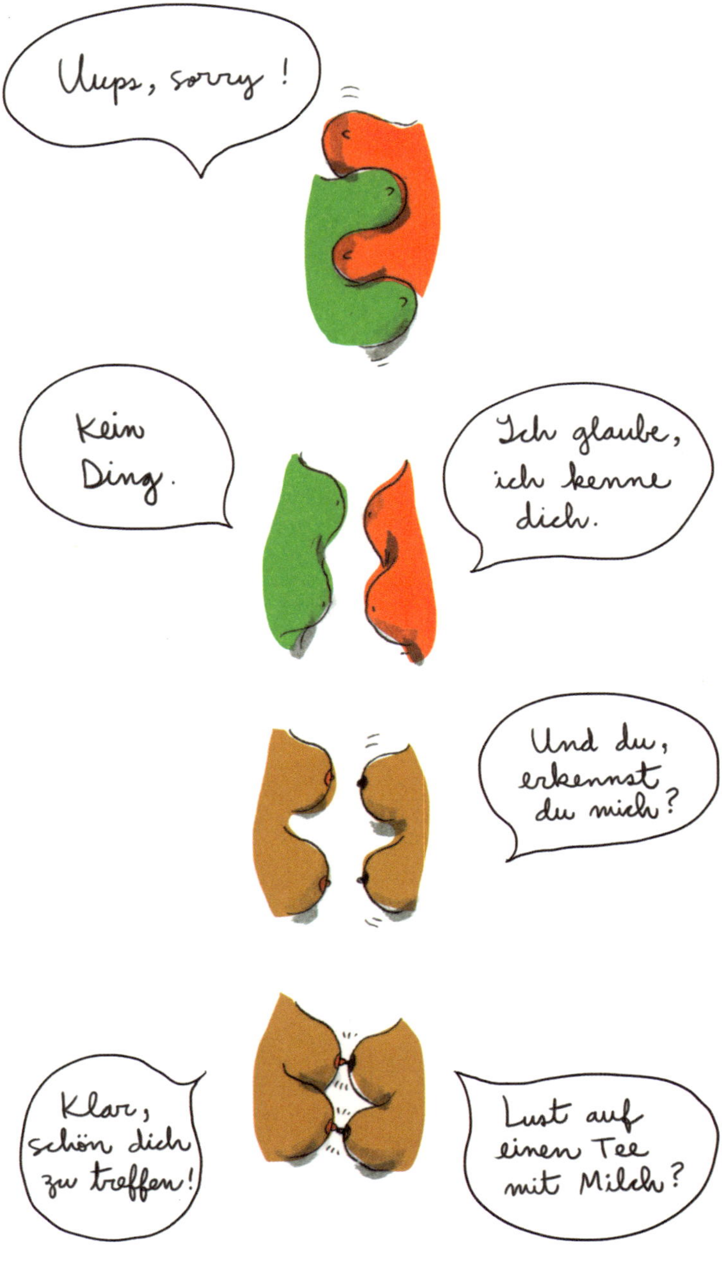
Uups, sorry!
Kein Ding.
Ich glaube, ich kenne dich.
Und du, erkennst du mich?
Klar, schön dich zu treffen!
Lust auf einen Tee mit Milch?

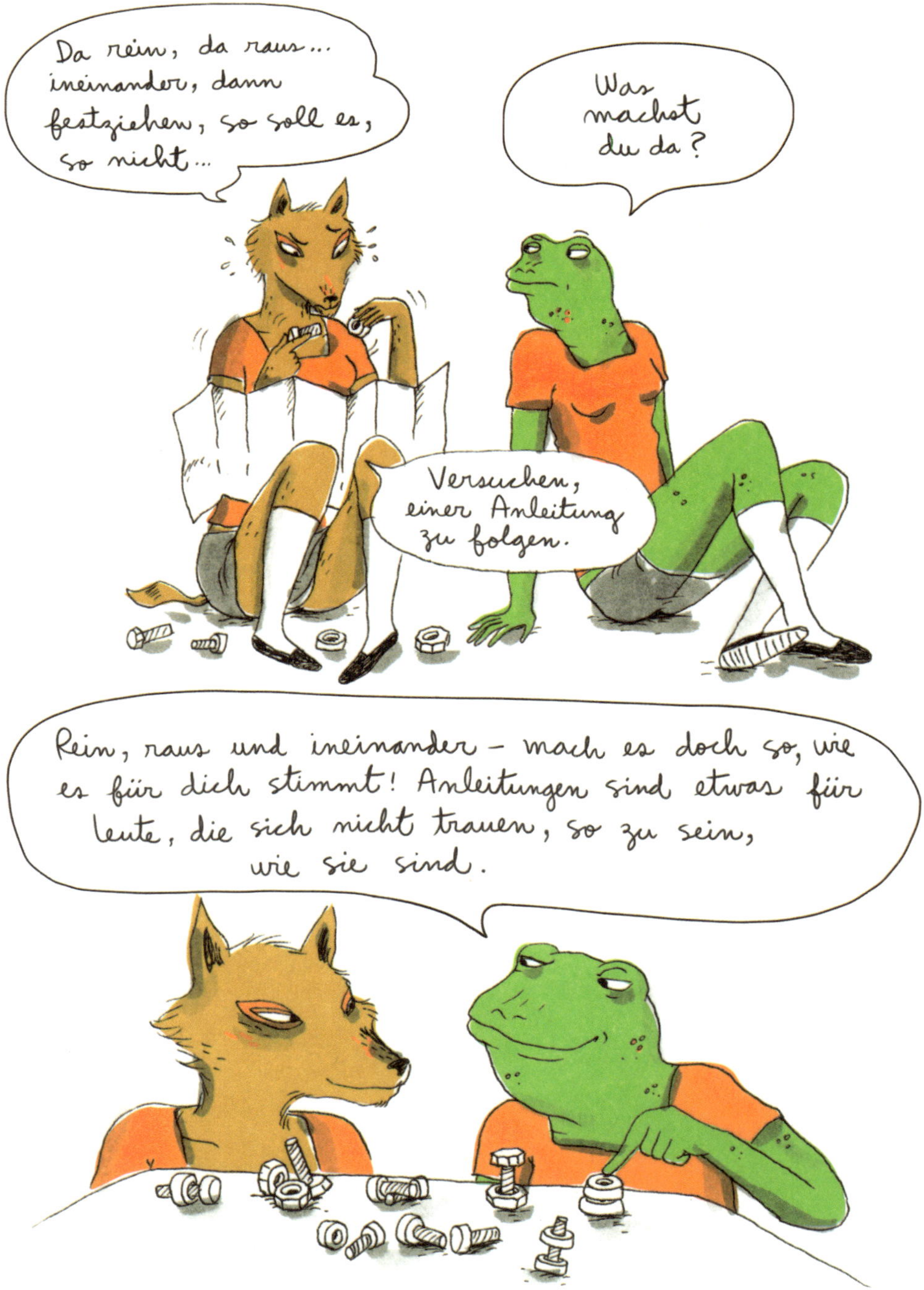
Da rein, da raus... ineinander, dann festziehen, so soll es, so nicht...
Was machst du da?
Versuchen, einer Anleitung zu folgen.
Rein, raus und ineinander – mach es doch so, wie es für dich stimmt! Anleitungen sind etwas für Leute, die sich nicht trauen, so zu sein, wie sie sind.

Jeder Orgasmus
ein Schritt ins Ungewisse,
wie beim Tod
sich anvertrauen,
sich fallenlassen.

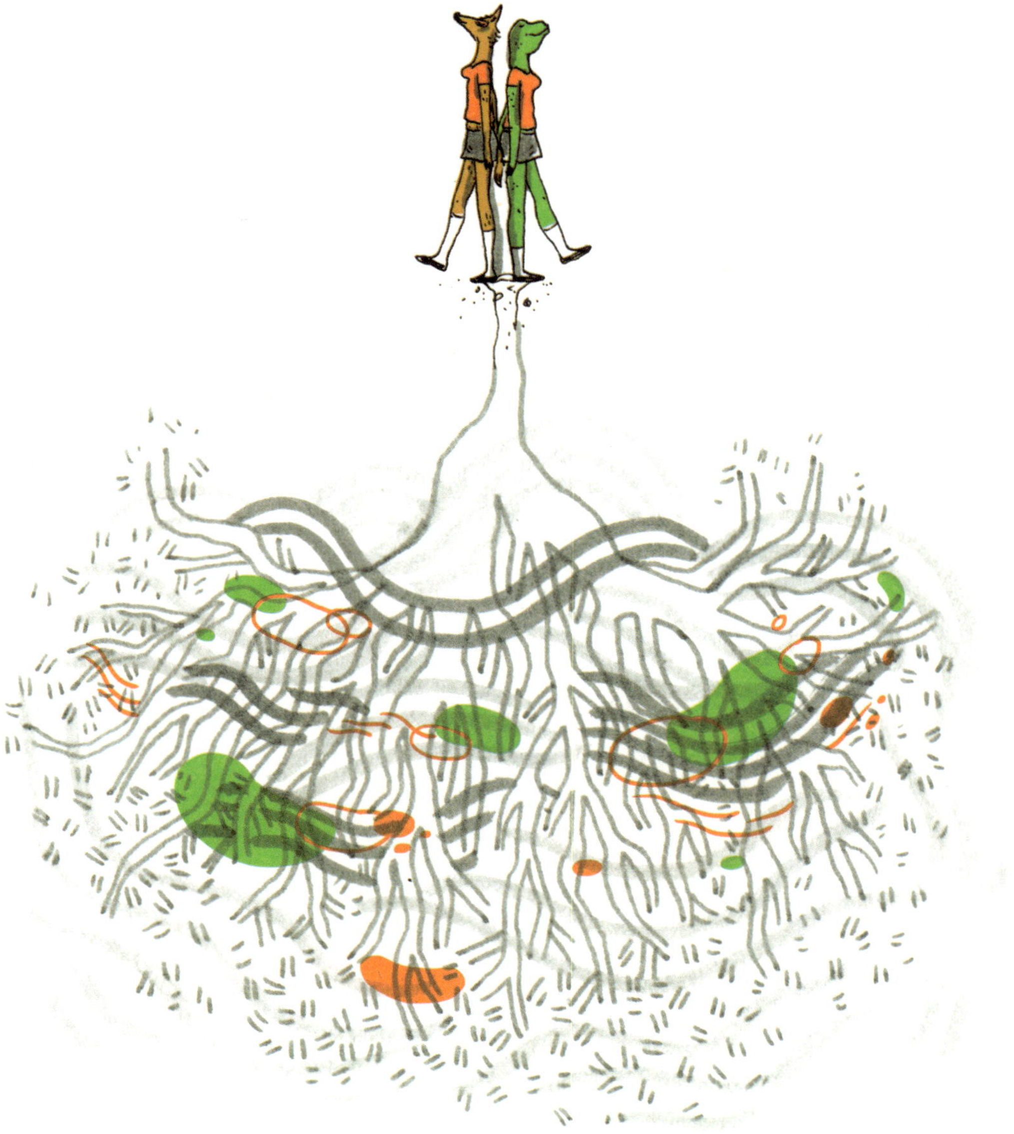

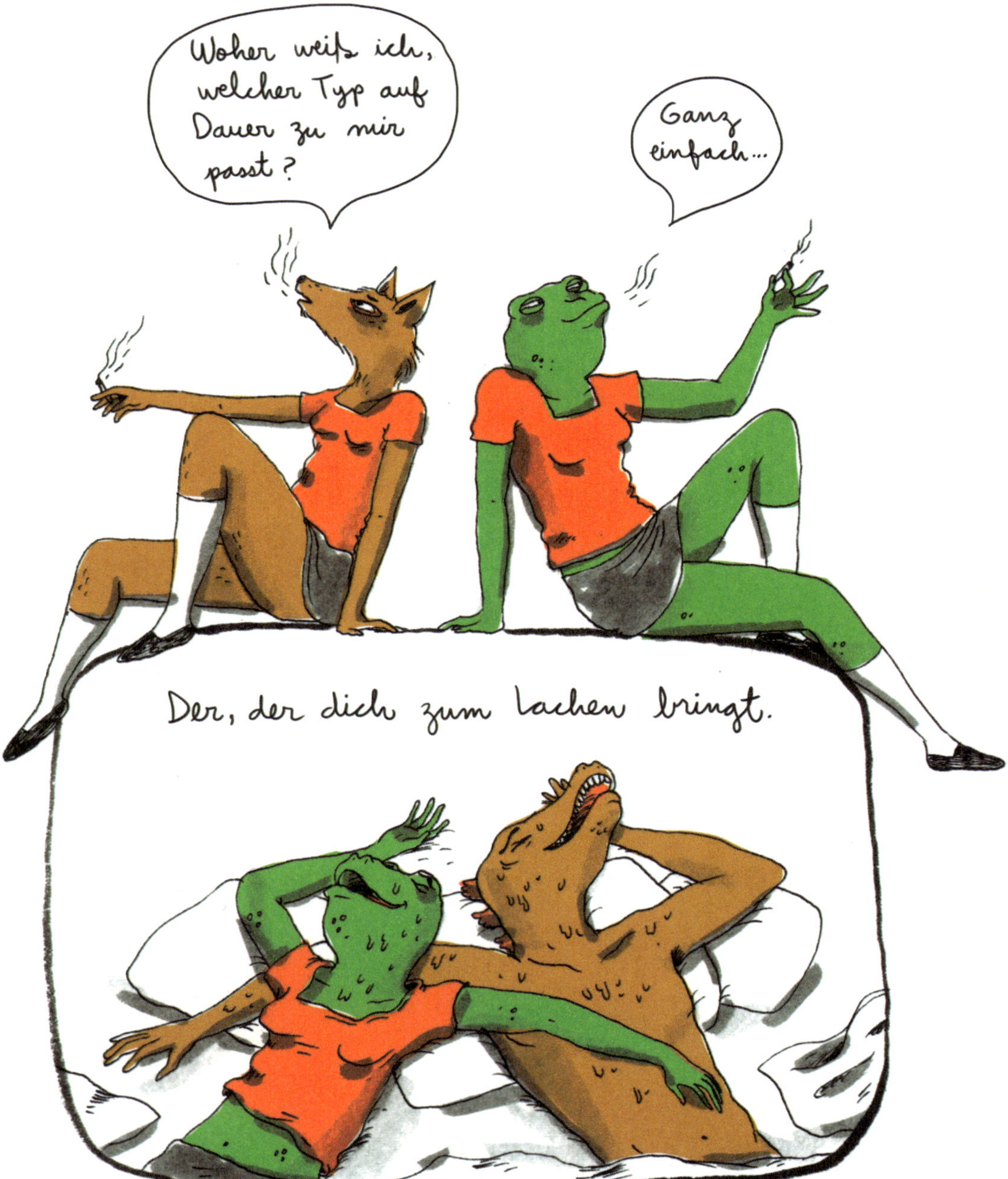
Woher weiß ich, welcher Typ auf Dauer zu mir passt?
Ganz einfach...
Der, der dich zum Lachen bringt.

Füchsin beginnt den Tag mit einem nahrhaften Frühstück im Freien.

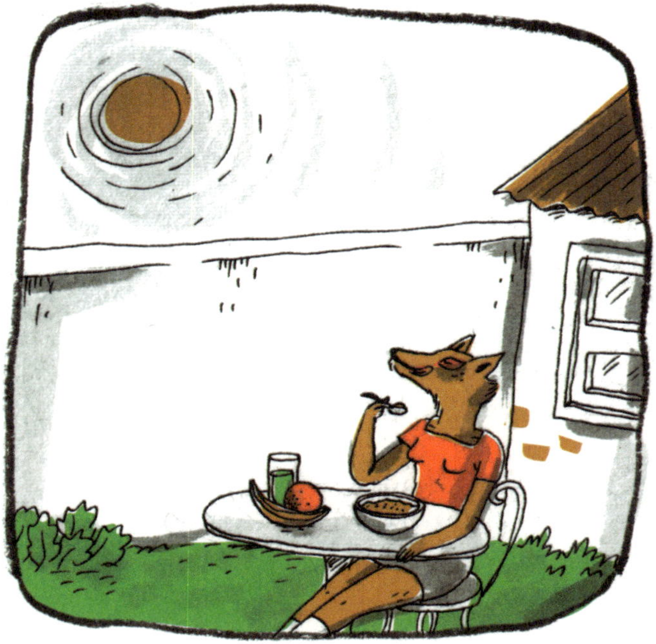

Kröte beginnt den Tag mit einem heißen Snack im Bett.

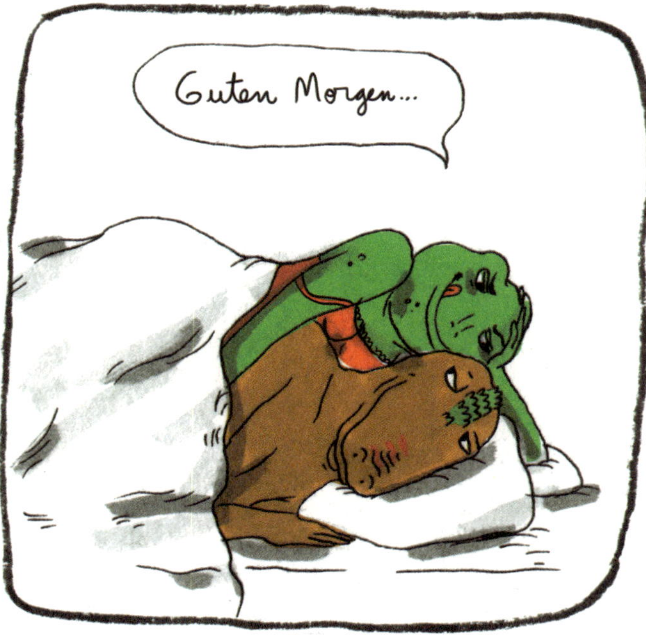

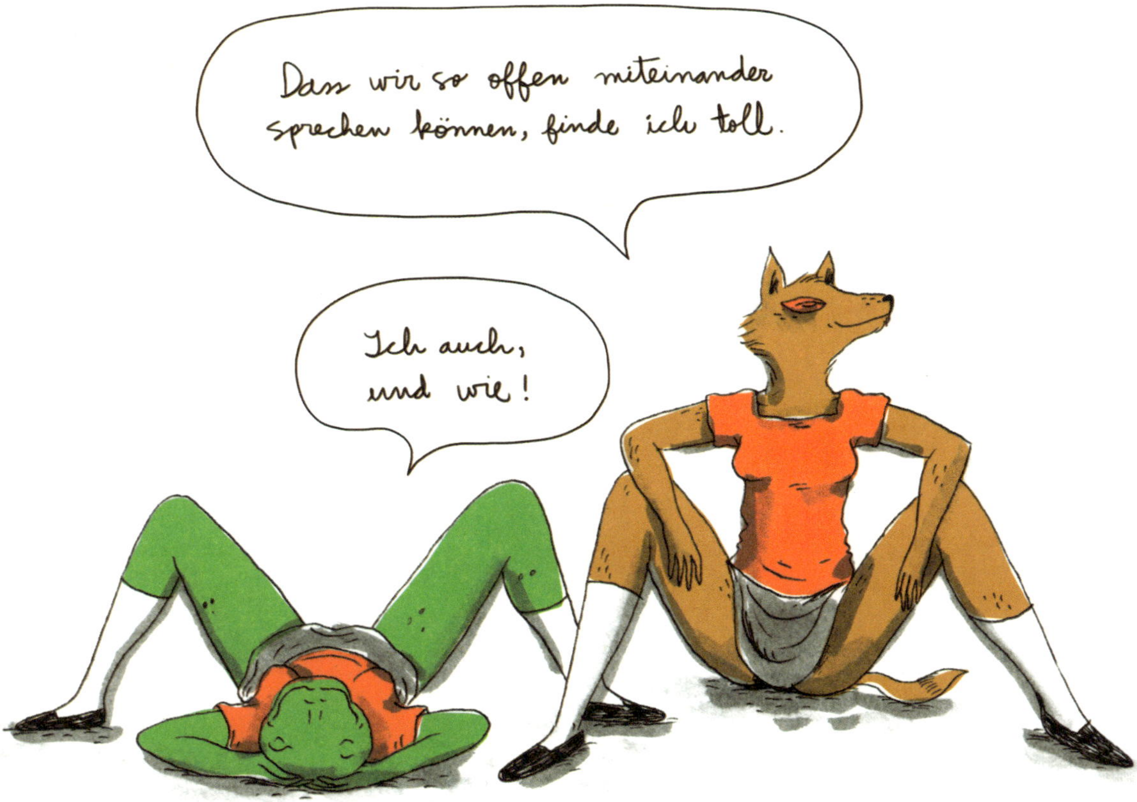
Dass wir so offen miteinander sprechen können, finde ich toll.
Ich auch, und wie!

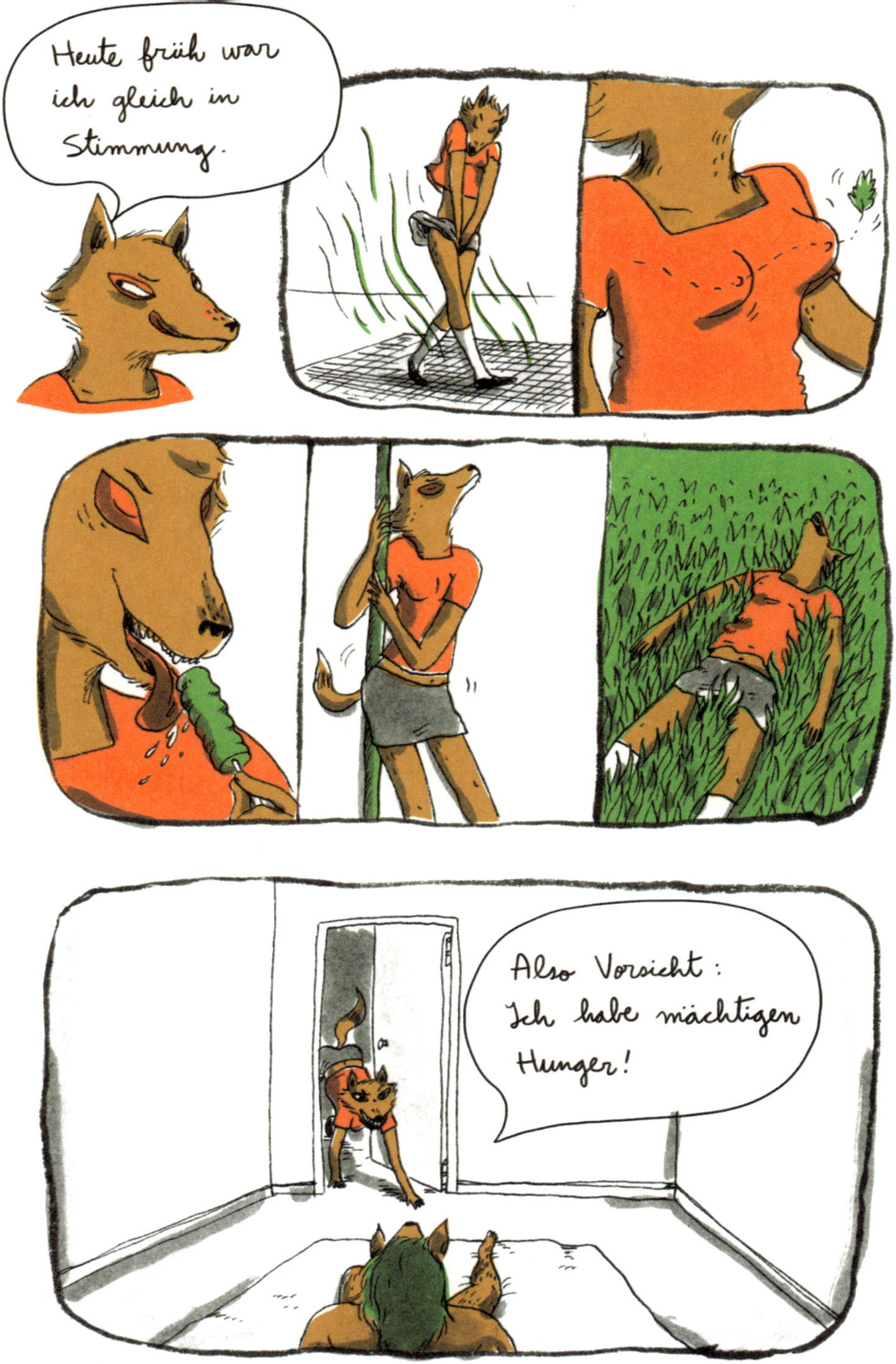
Heute früh war ich gleich in Stimmung.
Also Vorsicht: Ich habe mächtigen Hunger!

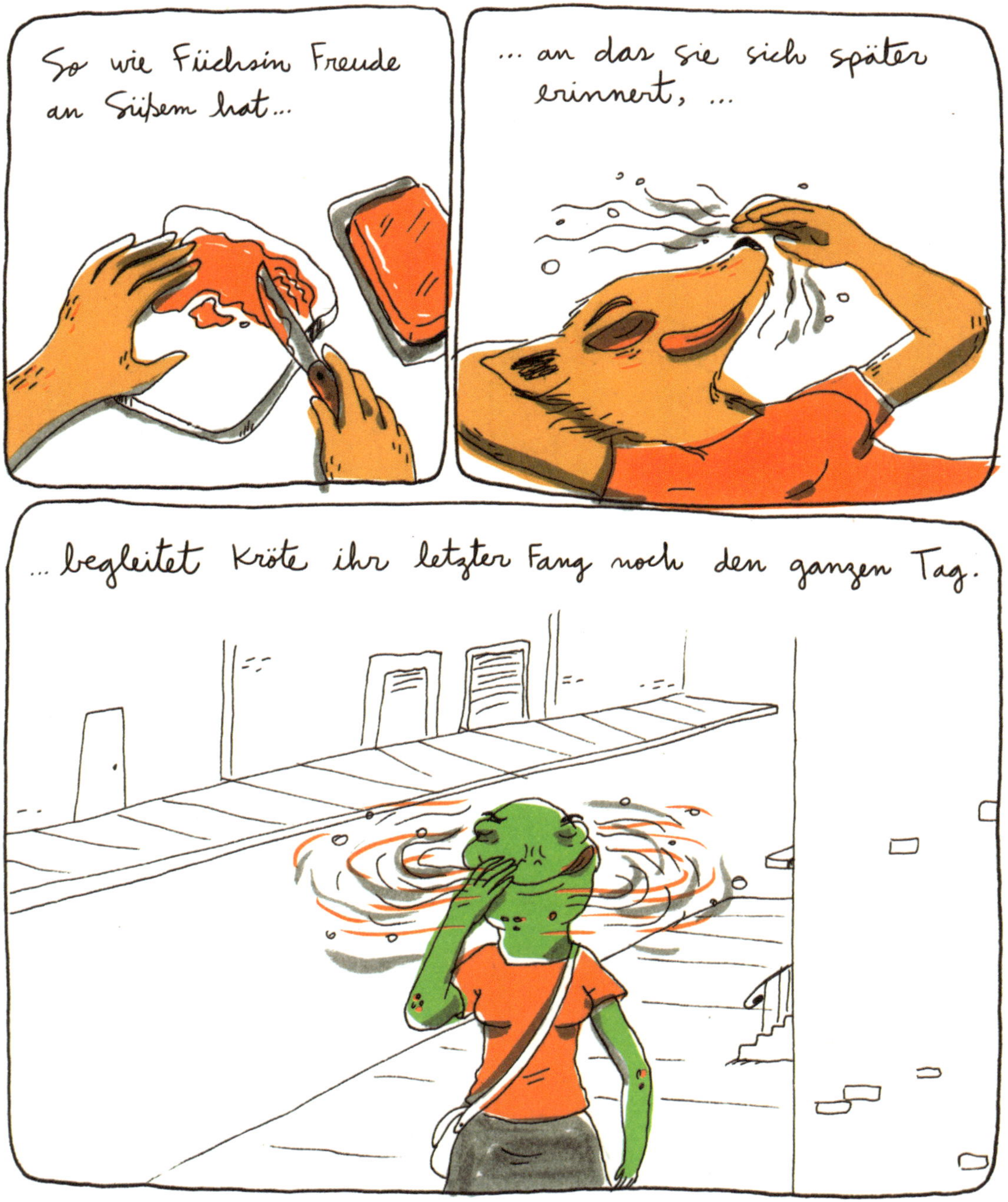
So wie Füchsin Freude an Süßem hat...
... an das sie sich später erinnert, ...
... begleitet Kröte ihr letzter Fang noch den ganzen Tag.

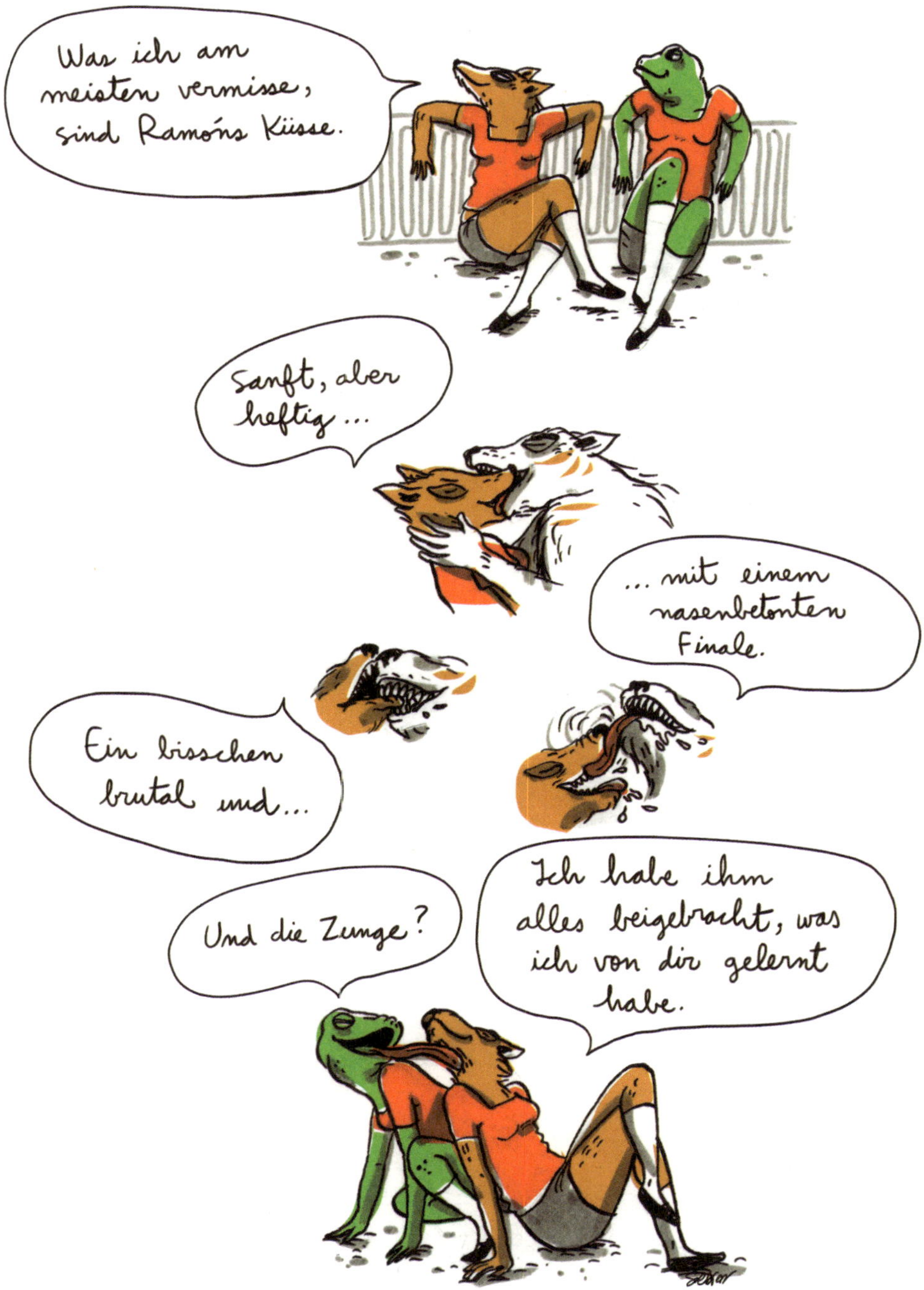

Was ich am meisten vermisse, sind Ramóns Küsse.
Sanft, aber heftig ...
... mit einem nasenbetonten Finale.
Ein bisschen brutal und...
Und die Zunge?
Ich habe ihm alles beigebracht, was ich von dir gelernt habe.

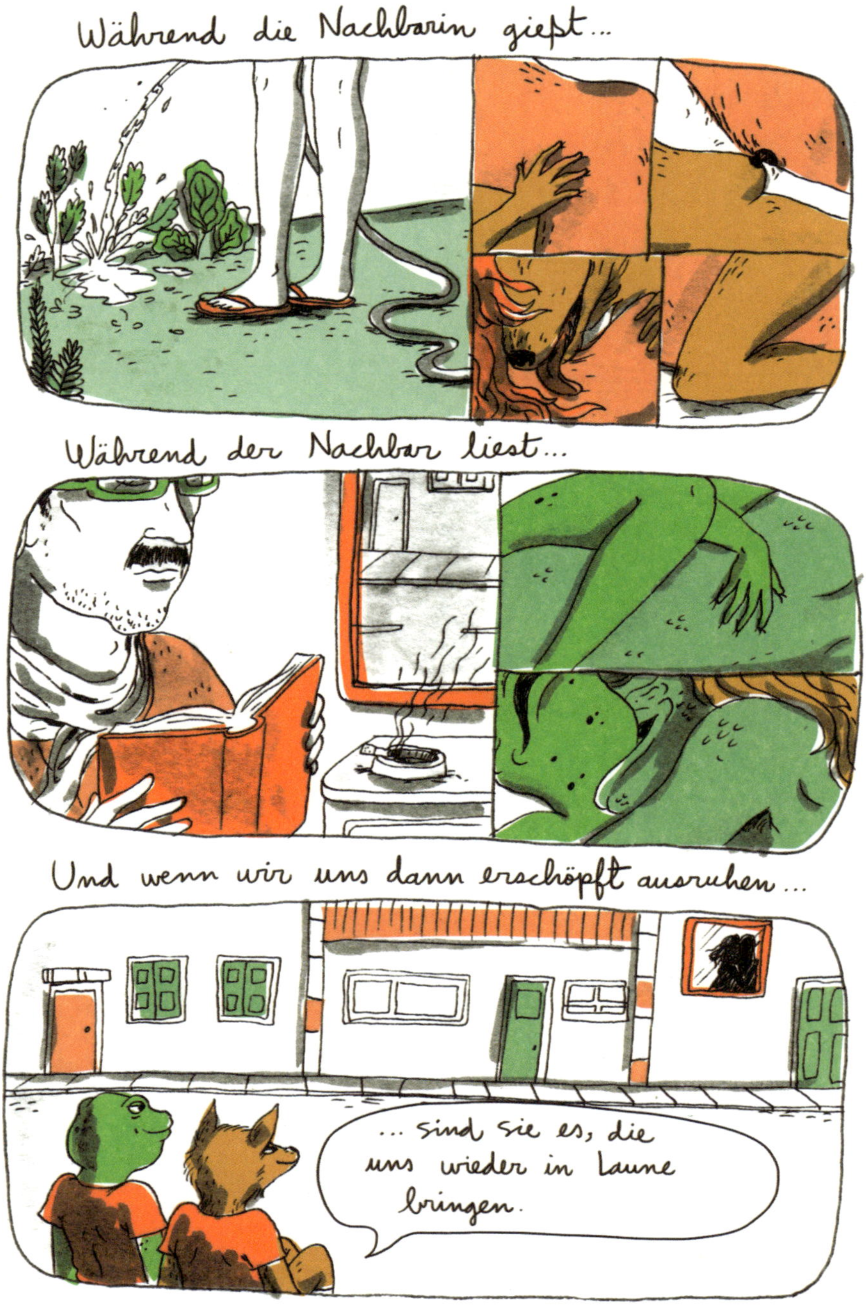
Während die Nachbarin gießt...
Während der Nachbar liest...
Und wenn wir uns dann erschöpft ausruhen...
... sind sie es, die uns wieder in Laune bringen.

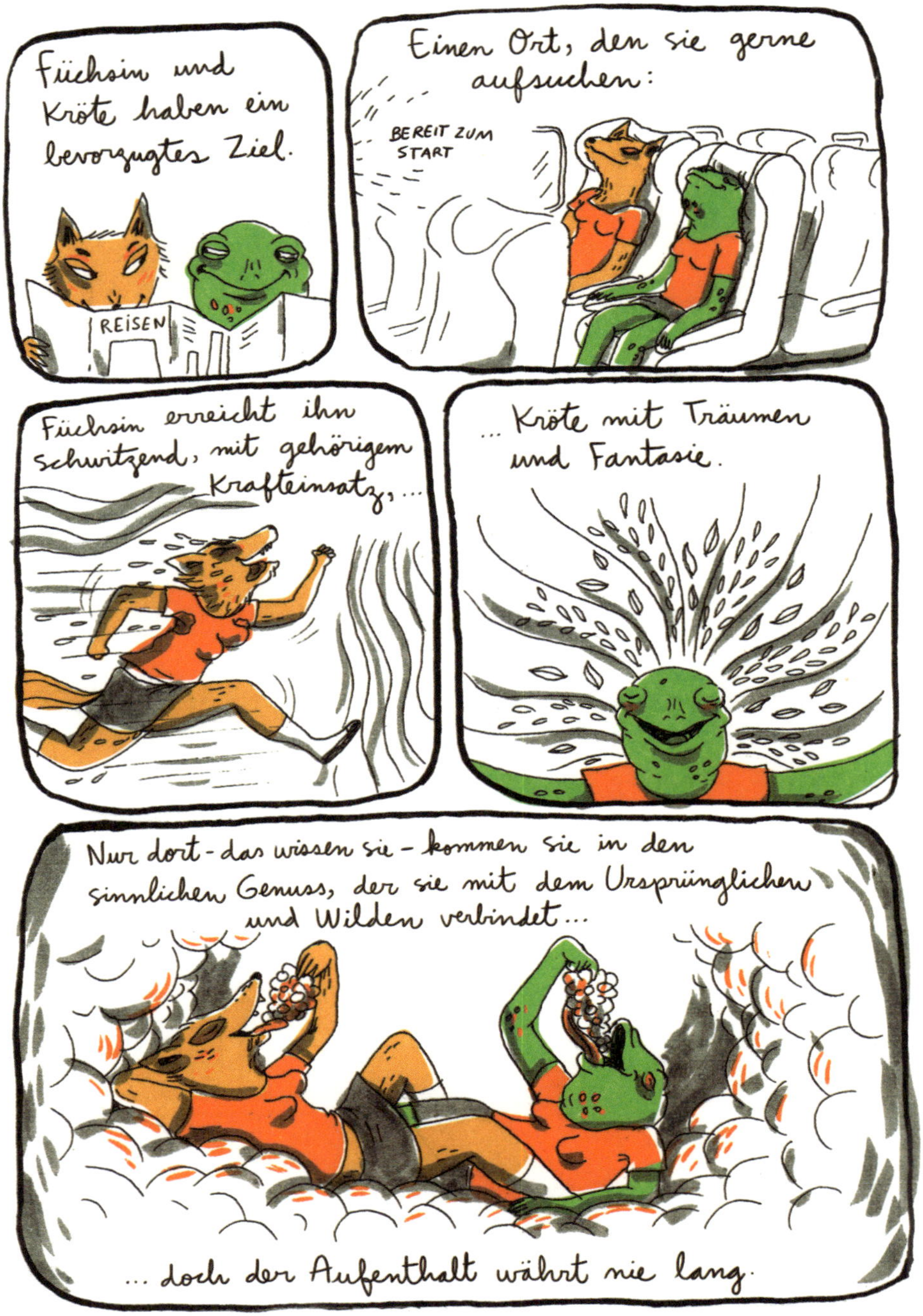
Füchsin und Kröte haben ein bevorzugtes Ziel.
REISEN
Einen Ort, den sie gerne aufsuchen:
BEREIT ZUM START
Füchsin erreicht ihn schwitzend, mit gehörigem Krafteinsatz, ...
... Kröte mit Träumen und Fantasie.
Nur dort - das wissen sie - kommen sie in den sinnlichen Genuss, der sie mit dem Ursprünglichen und Wilden verbindet ...
... doch der Aufenthalt währt nie lang.

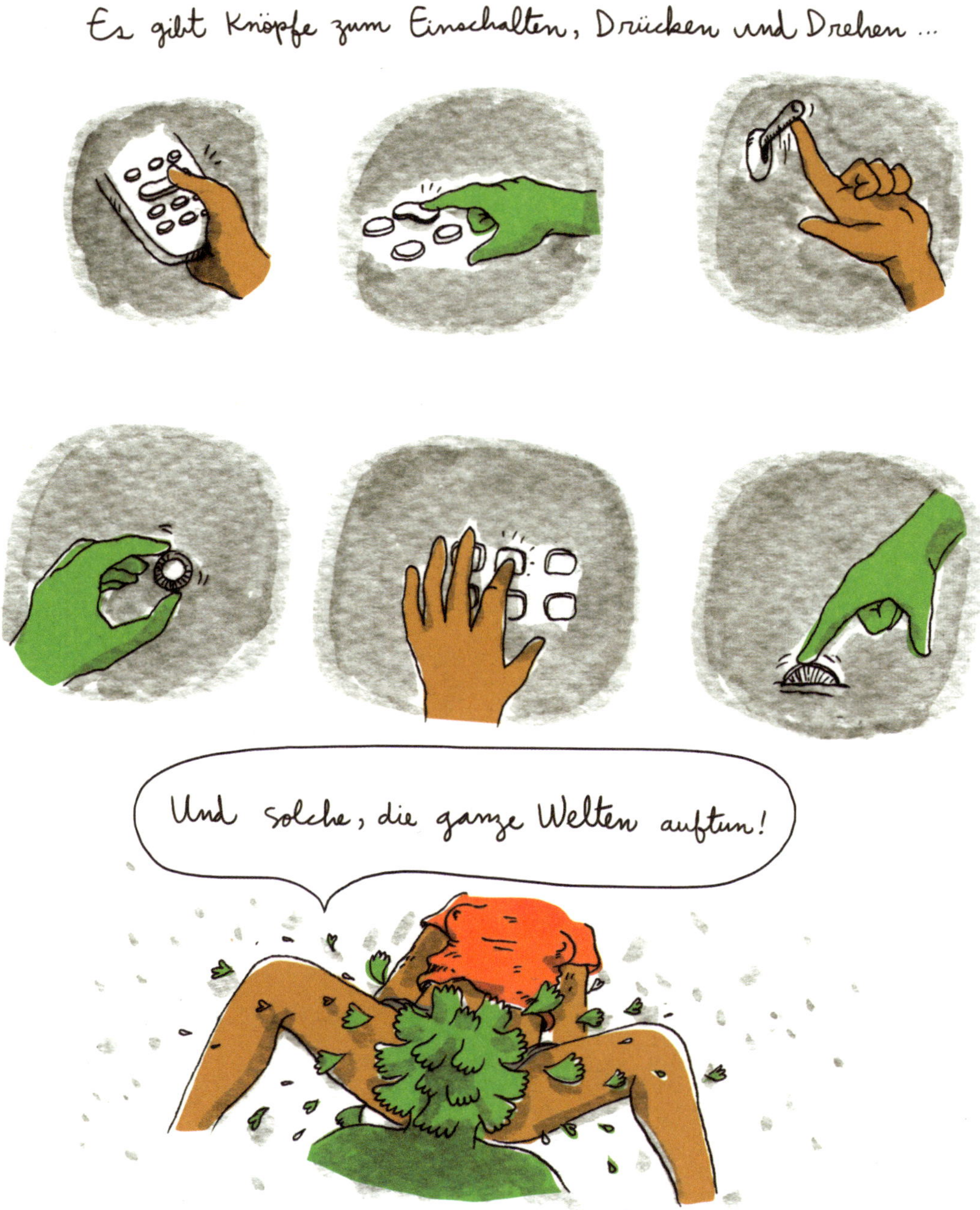
Es gibt Knöpfe zum Einschalten, Drücken und Drehen ...
Und solche, die ganze Welten auftun!

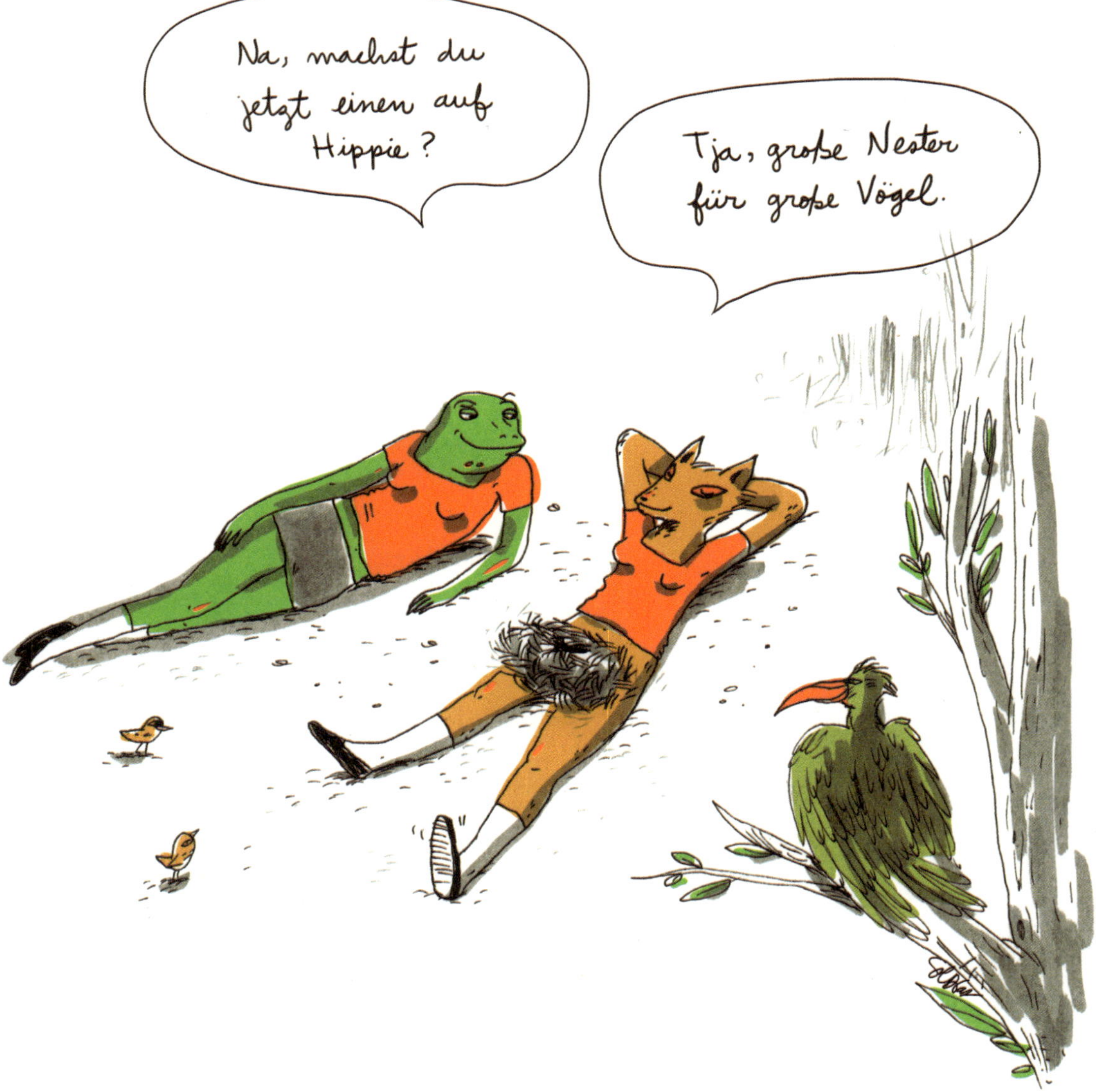
Na, machst du jetzt einen auf Hippie?
Tja, große Nester für große Vögel.

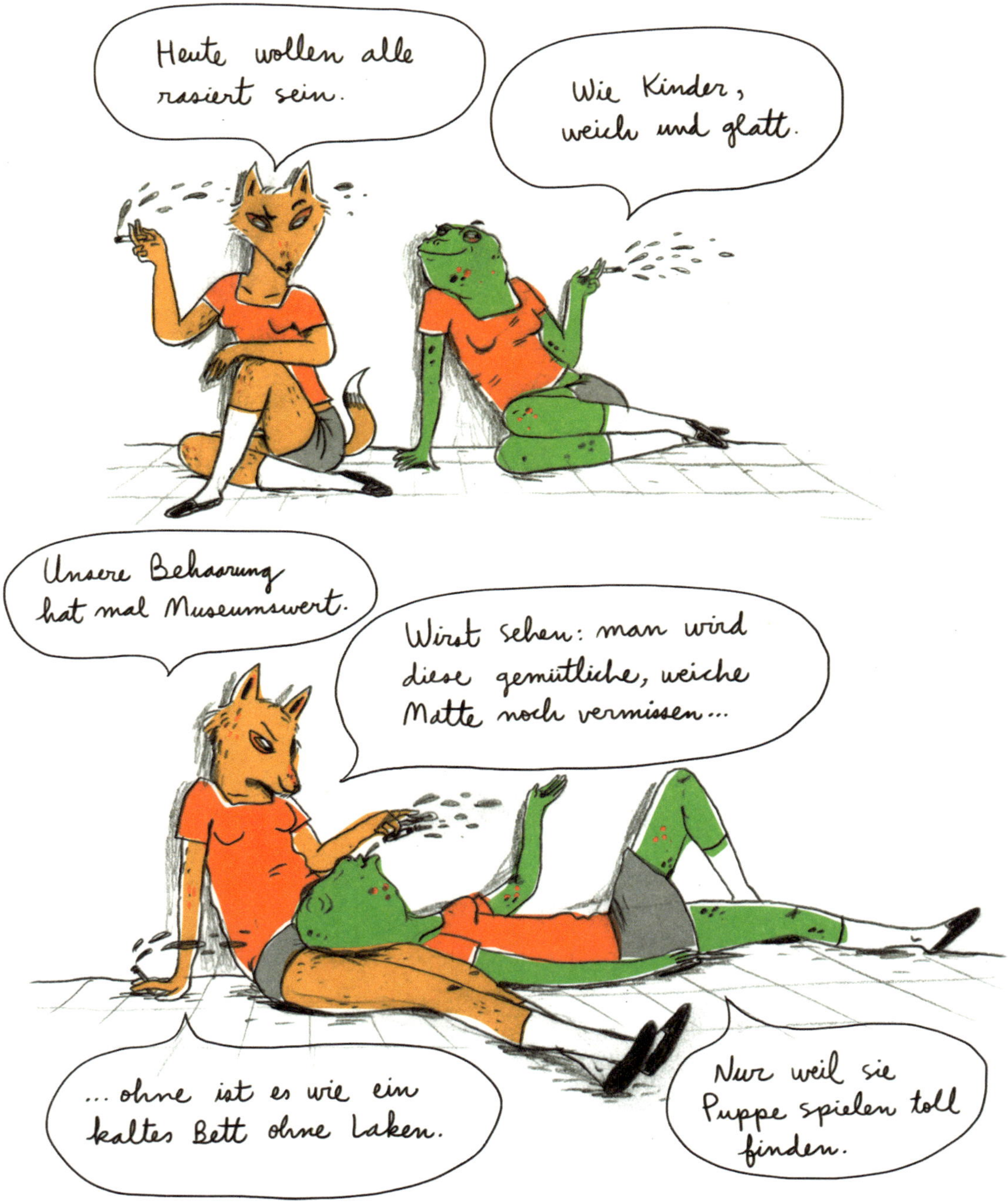
Heute wollen alle rasiert sein.
Wie Kinder, weich und glatt.
Unsere Behaarung hat mal Museumswert.
Wirst sehen: man wird diese gemütliche, weiche Matte noch vermissen...
...ohne ist es wie ein kaltes Bett ohne Laken.
Nur weil sie Puppe spielen toll finden.

Was sich wiederholt, ...

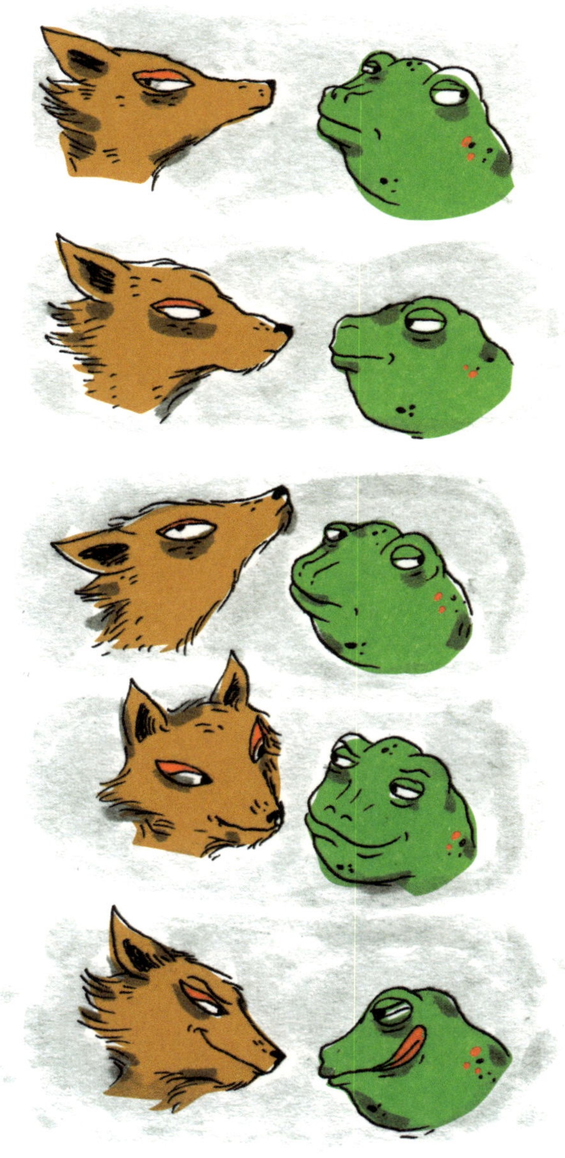

... muss nicht seinen Reiz verlieren.

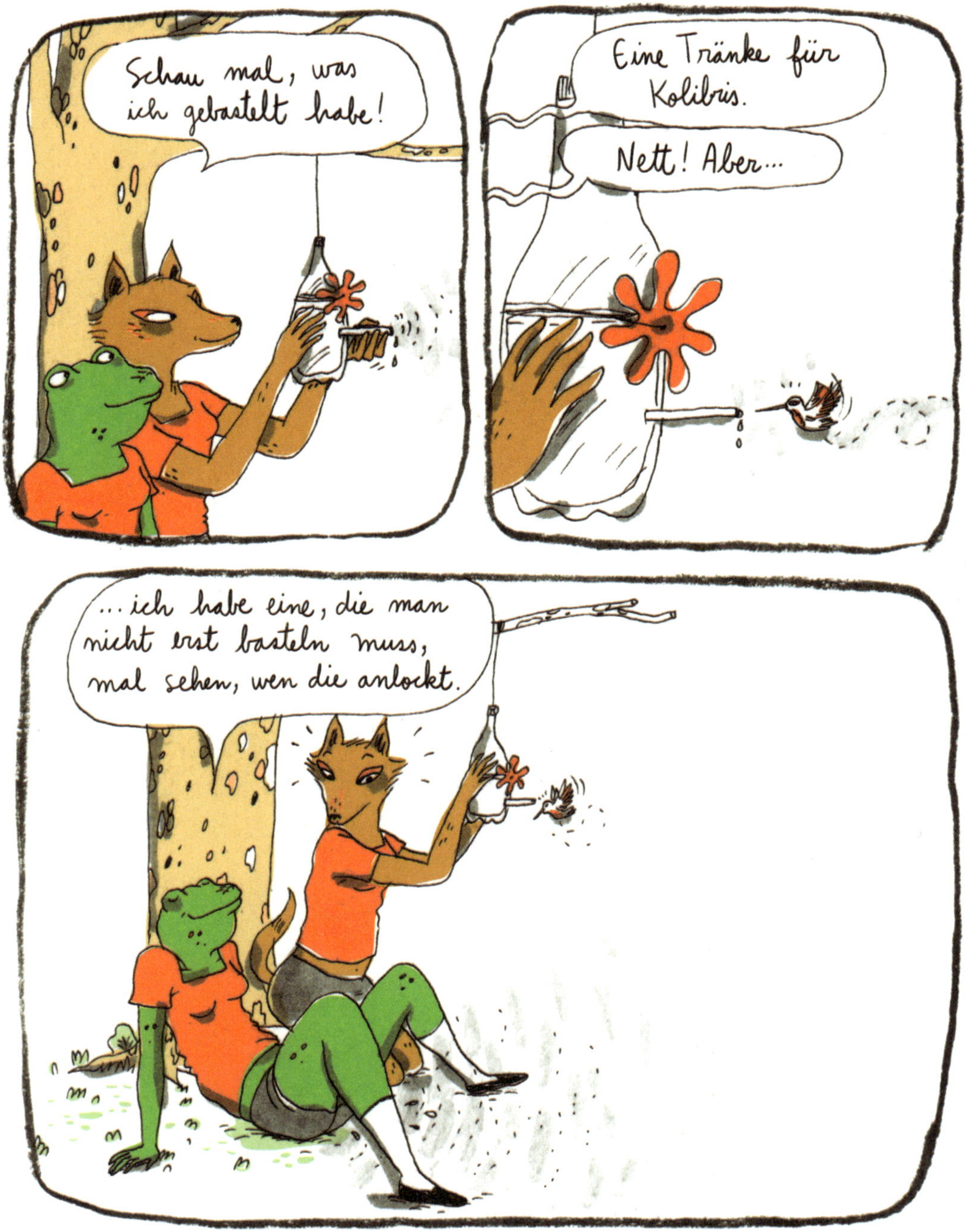
Schau mal, was ich gebastelt habe!
Eine Tränke für Kolibris.
Nett! Aber...
...ich habe eine, die man nicht erst basteln muss, mal sehen, wen die anlockt.

So ein Bad hält immer …

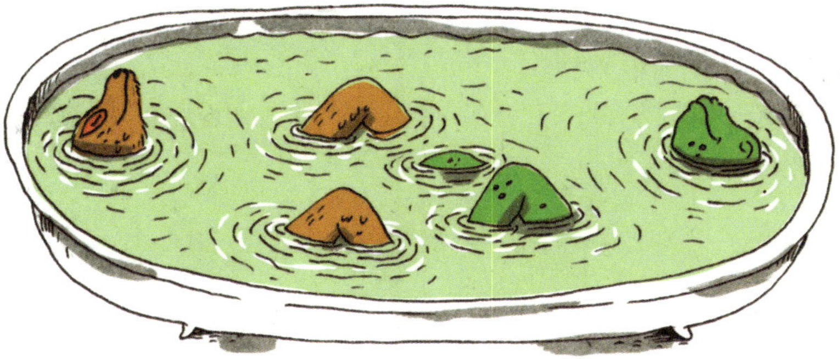

… Überraschungen für uns bereit, …

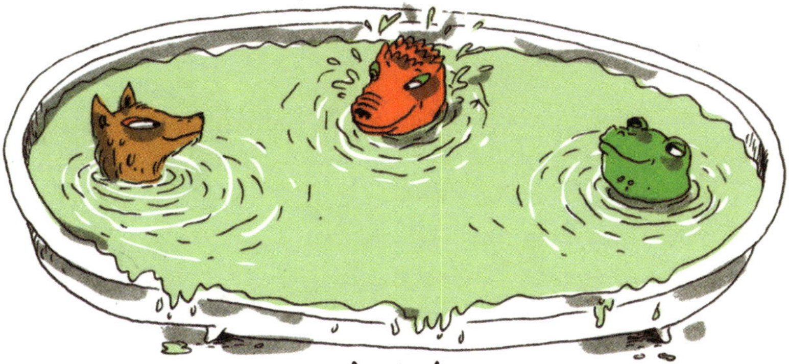

… die eine gewöhnliche Wanne zum Überlaufen bringen würden.

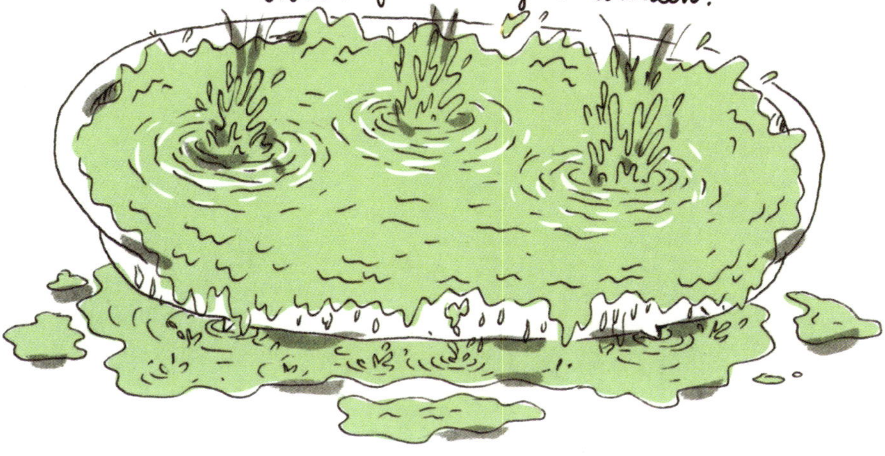

Unter den besten Röcken sind die größten Geheimnisse verborgen,

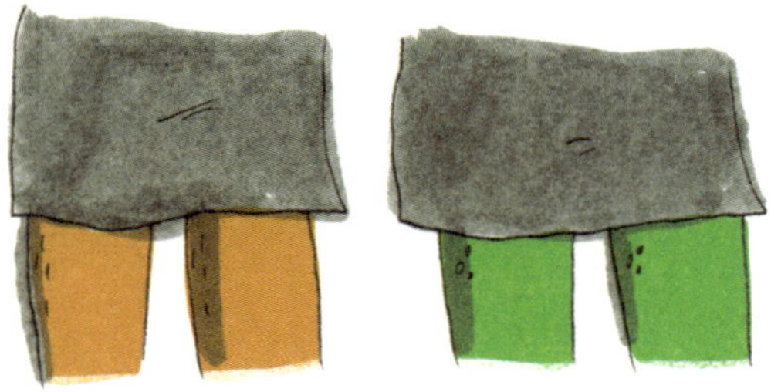

Geschichten, die nicht erzählt wurden,

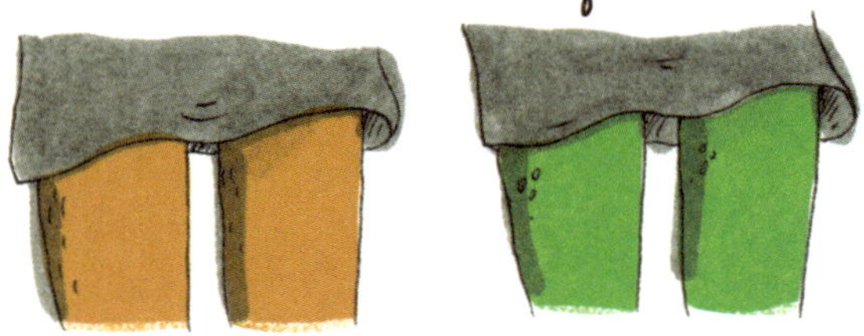

Verletzungen und Erinnerungen,

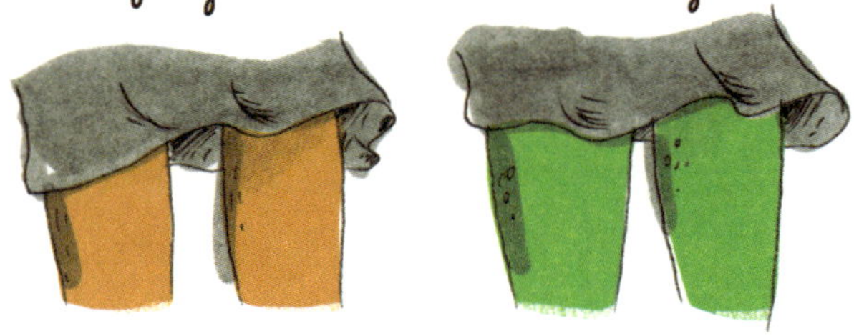

doch NIEMALS Unterhosen.

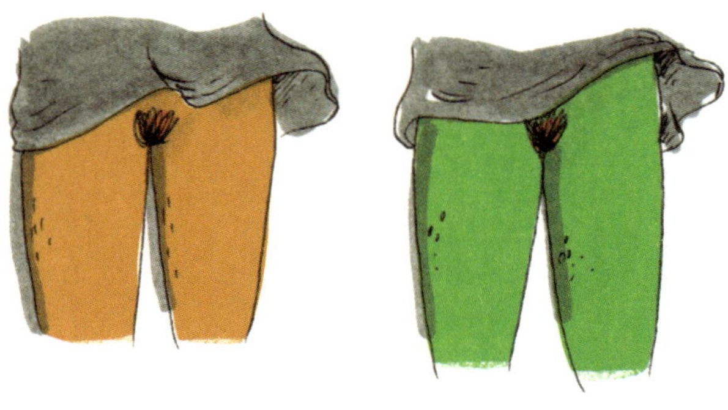

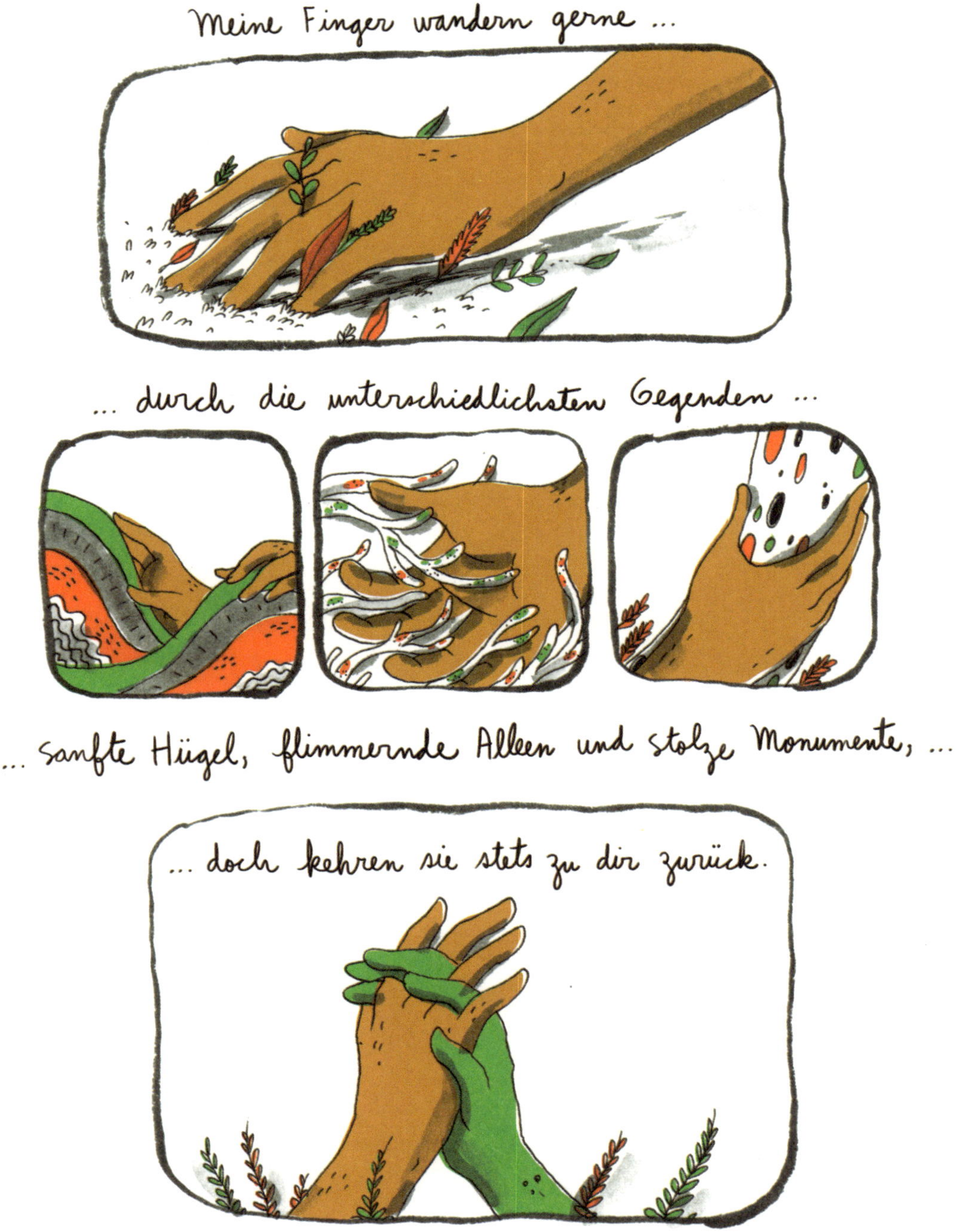
Meine Finger wandern gerne ...
... durch die unterschiedlichsten Gegenden ...
... sanfte Hügel, flimmernde Alleen und stolze Monumente, ...
... doch kehren sie stets zu dir zurück.

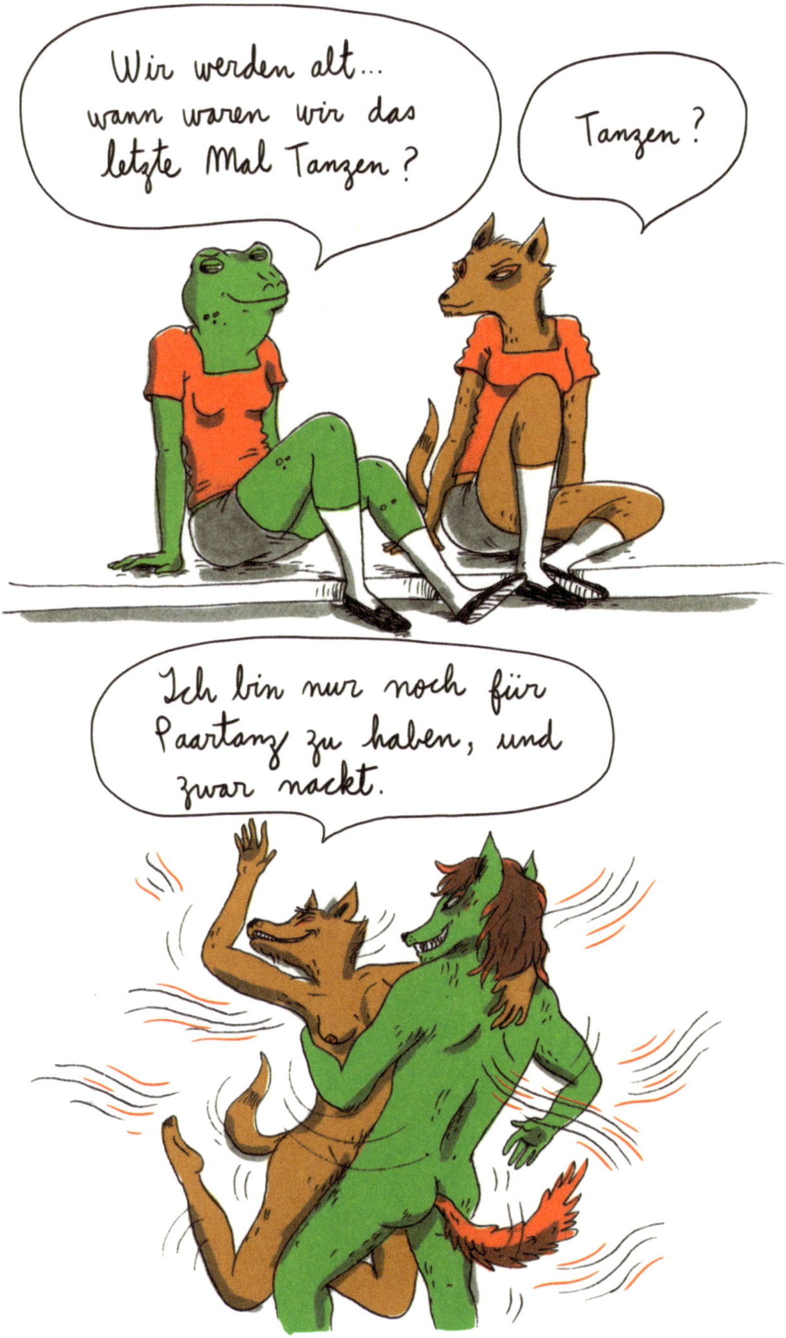
Wir werden alt... wann waren wir das letzte Mal Tanzen?
Tanzen?
Ich bin nur noch für Paartanz zu haben, und zwar nackt.

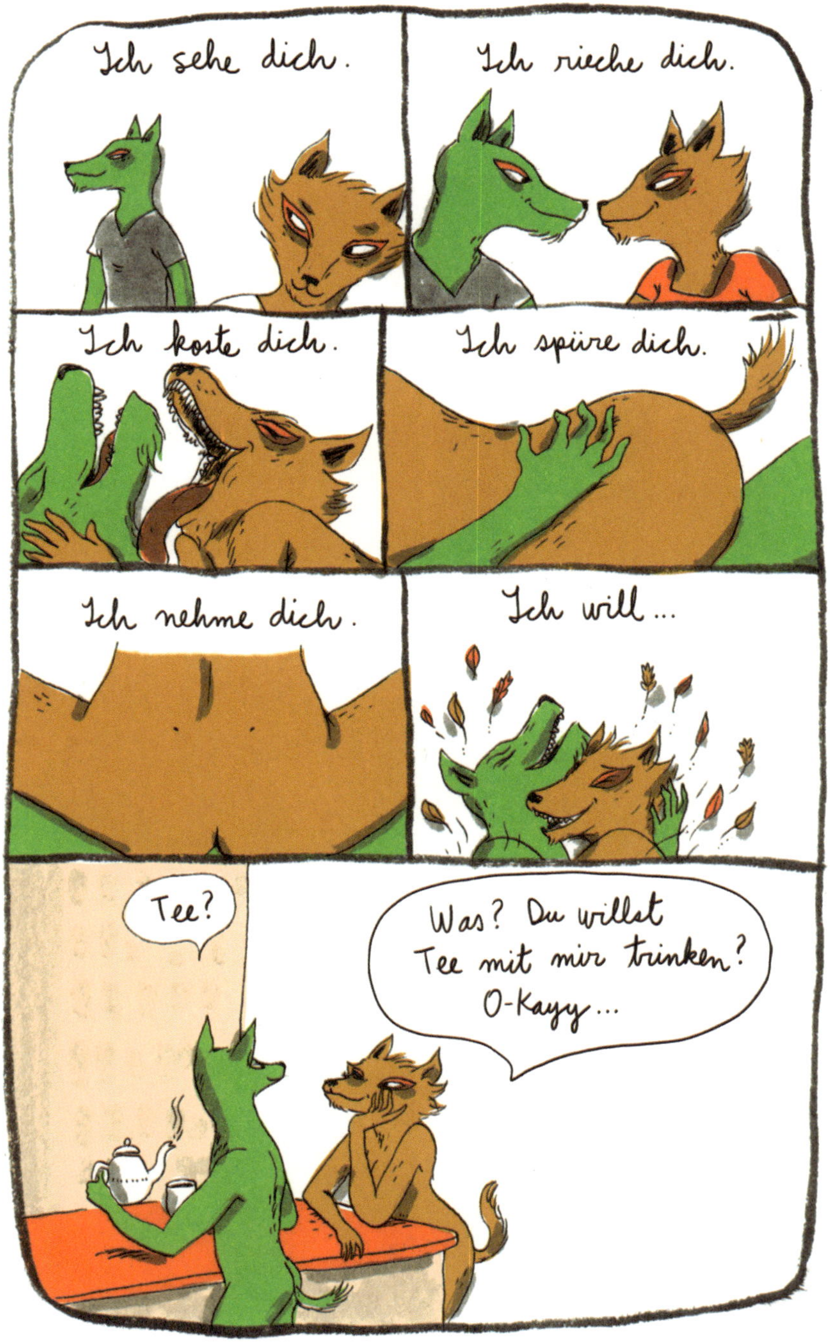
Ich sehe dich.
Ich rieche dich.
Ich koste dich.
Ich spüre dich.
Ich nehme dich.
Ich will...
Tee?
Was? Du willst Tee mit mir trinken? O-Kayy...

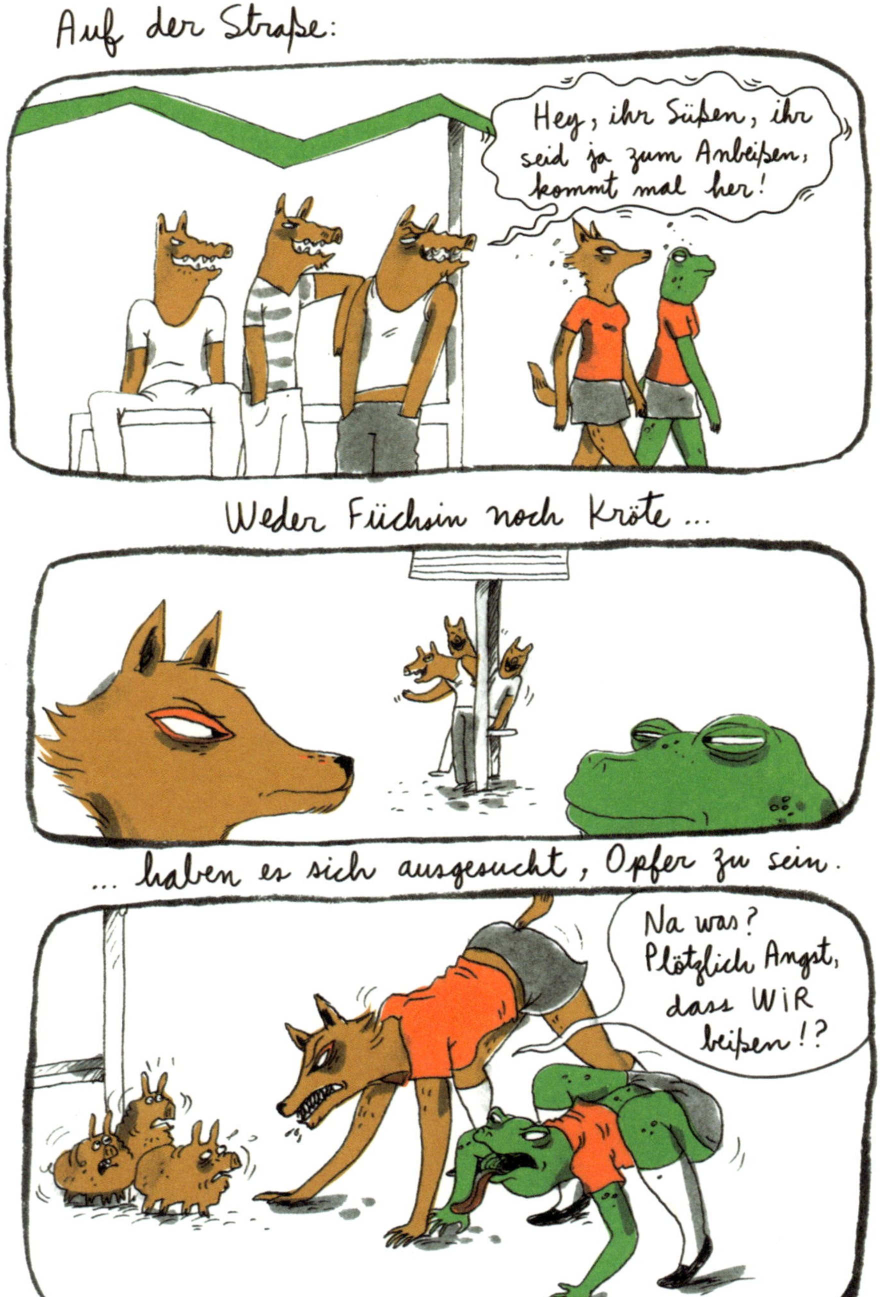
Auf der Straße:
Hey, ihr Süßen, ihr seid ja zum Anbeißen, kommt mal her!
Weder Füchsin noch Kröte ...
... haben es sich ausgesucht, Opfer zu sein.
Na was? Plötzlich Angst, dass WIR beißen!?

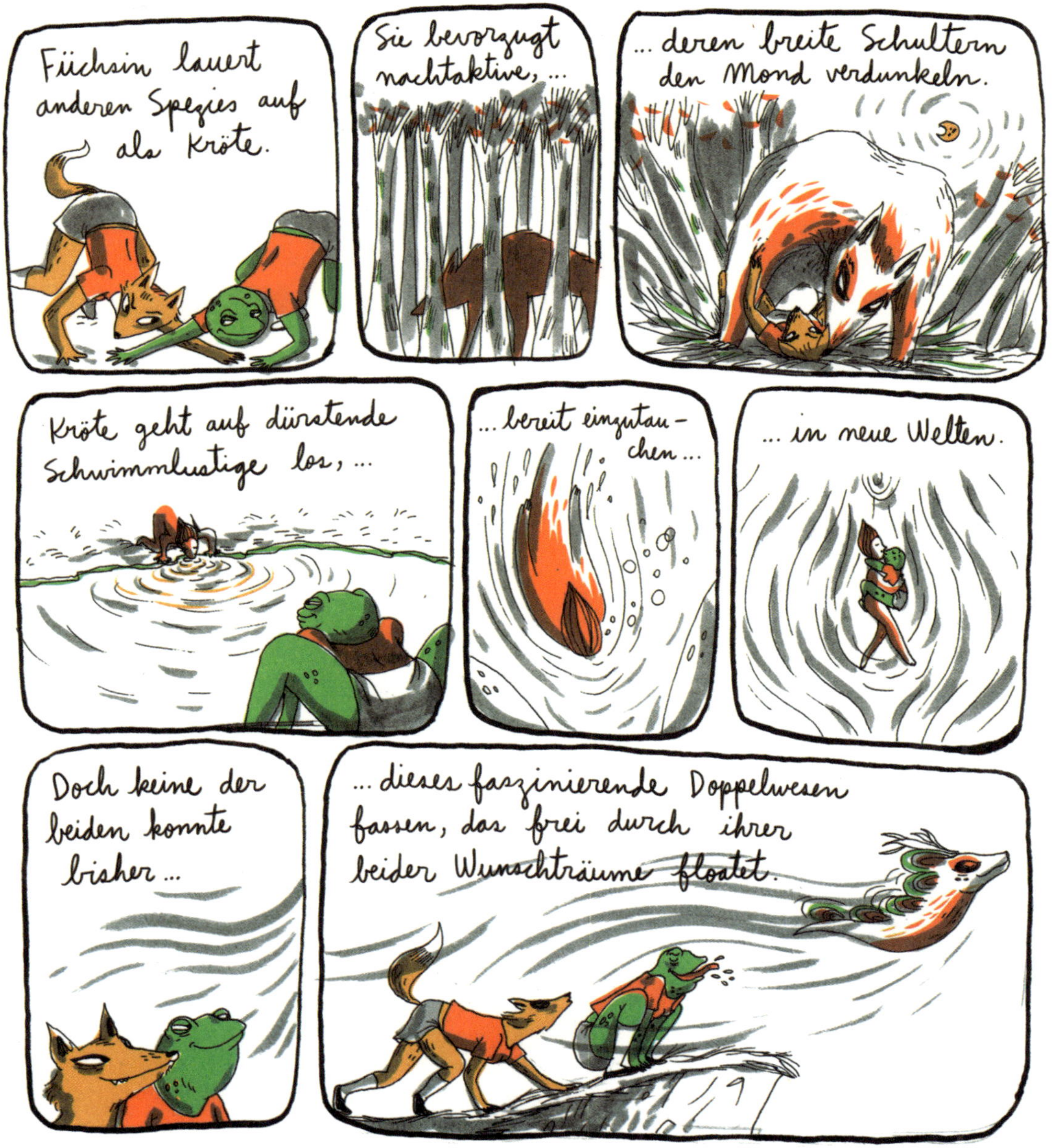
Füchsin lauert anderen Spezies auf als Kröte.
Sie bevorzugt nachtaktive, ...
... deren breite Schultern den Mond verdunkeln.
Kröte geht auf dürstende Schwimmlustige los, ...
... bereit einzutau-chen ...
... in neue Welten.
Doch keine der beiden konnte bisher ...
... dieses faszinierende Doppelwesen fassen, das frei durch ihrer beider Wunschträume floatet.

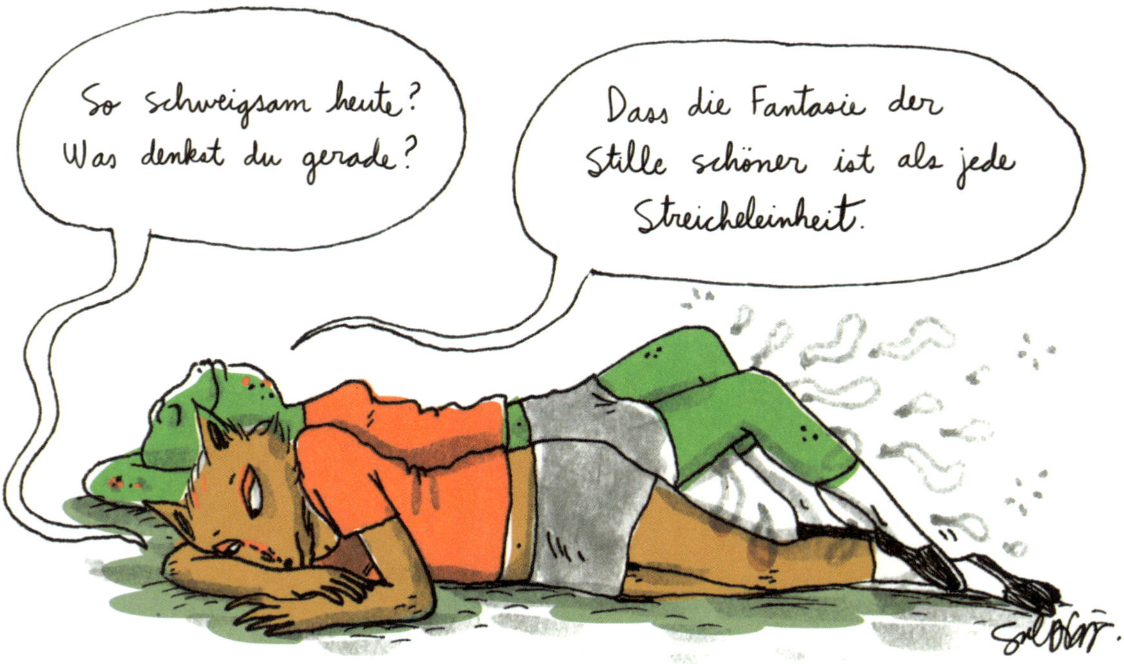
So schweigsam heute? Was denkst du gerade?
Dass die Fantasie der Stille schöner ist als jede Streicheleinheit.
Soloberr.

Manche Spannungen lösen sich
beim ersten Biss.

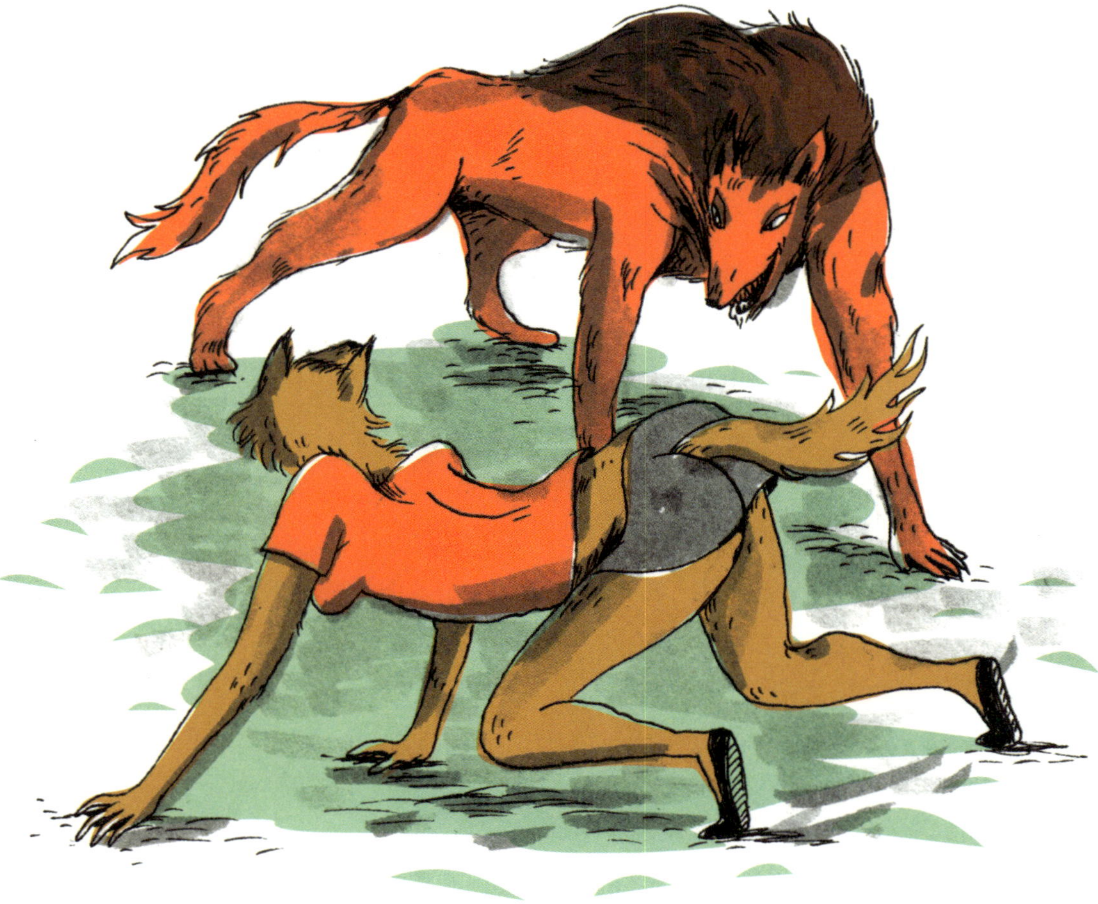

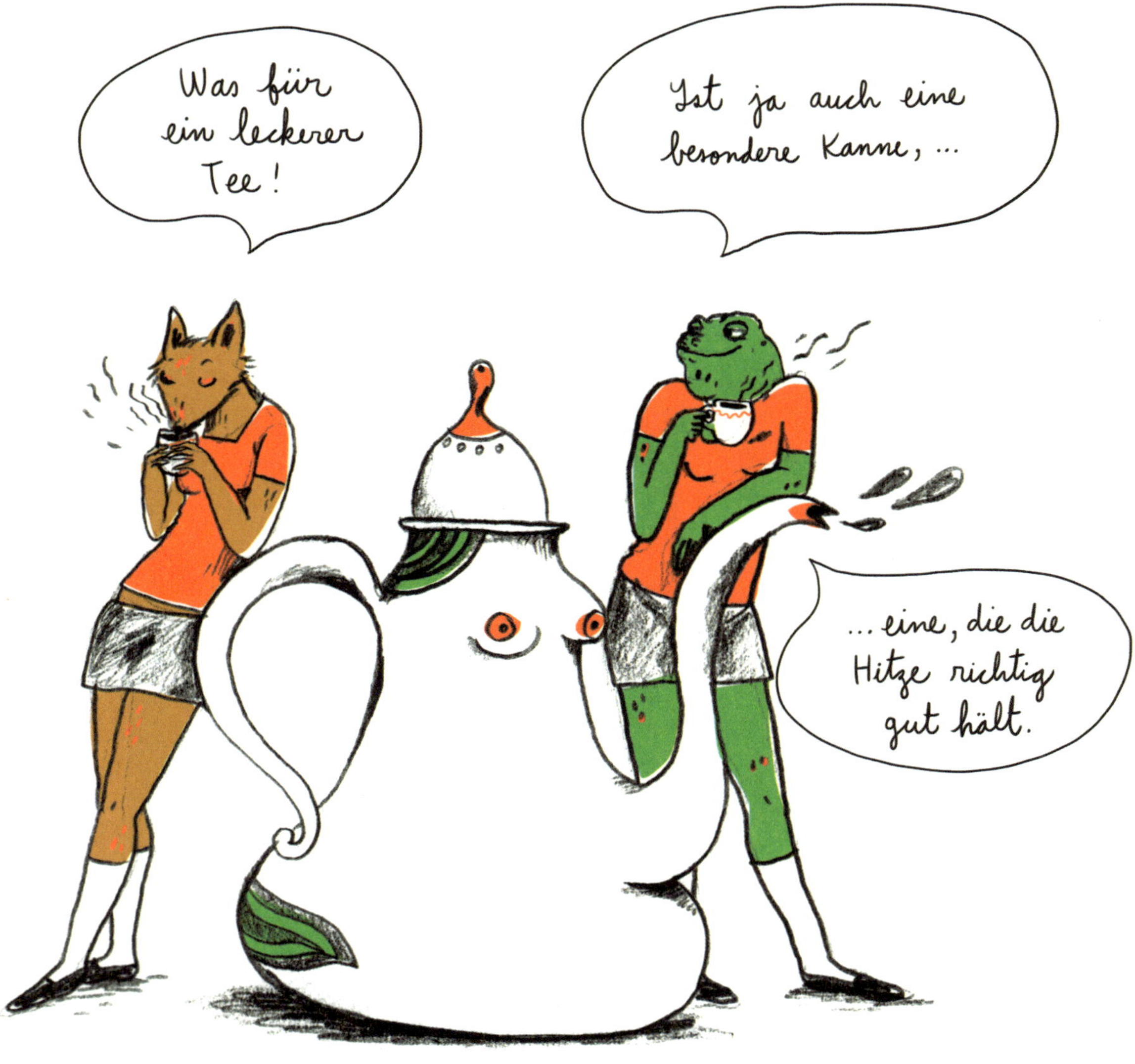
Was für ein leckerer Tee!
Ist ja auch eine besondere Kanne, ...
... eine, die die Hitze richtig gut hält.

Obenrum Vegetarierin.

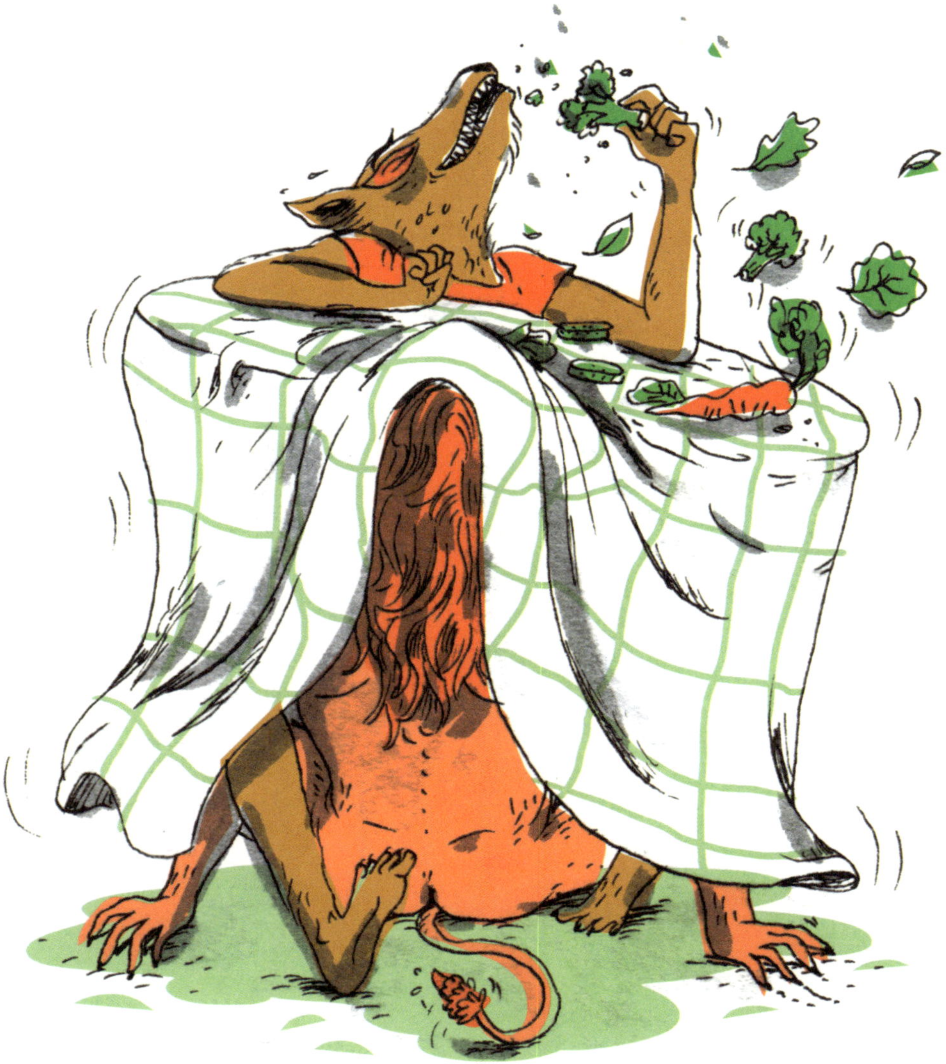

Untenrum Fleischliebhaberin.

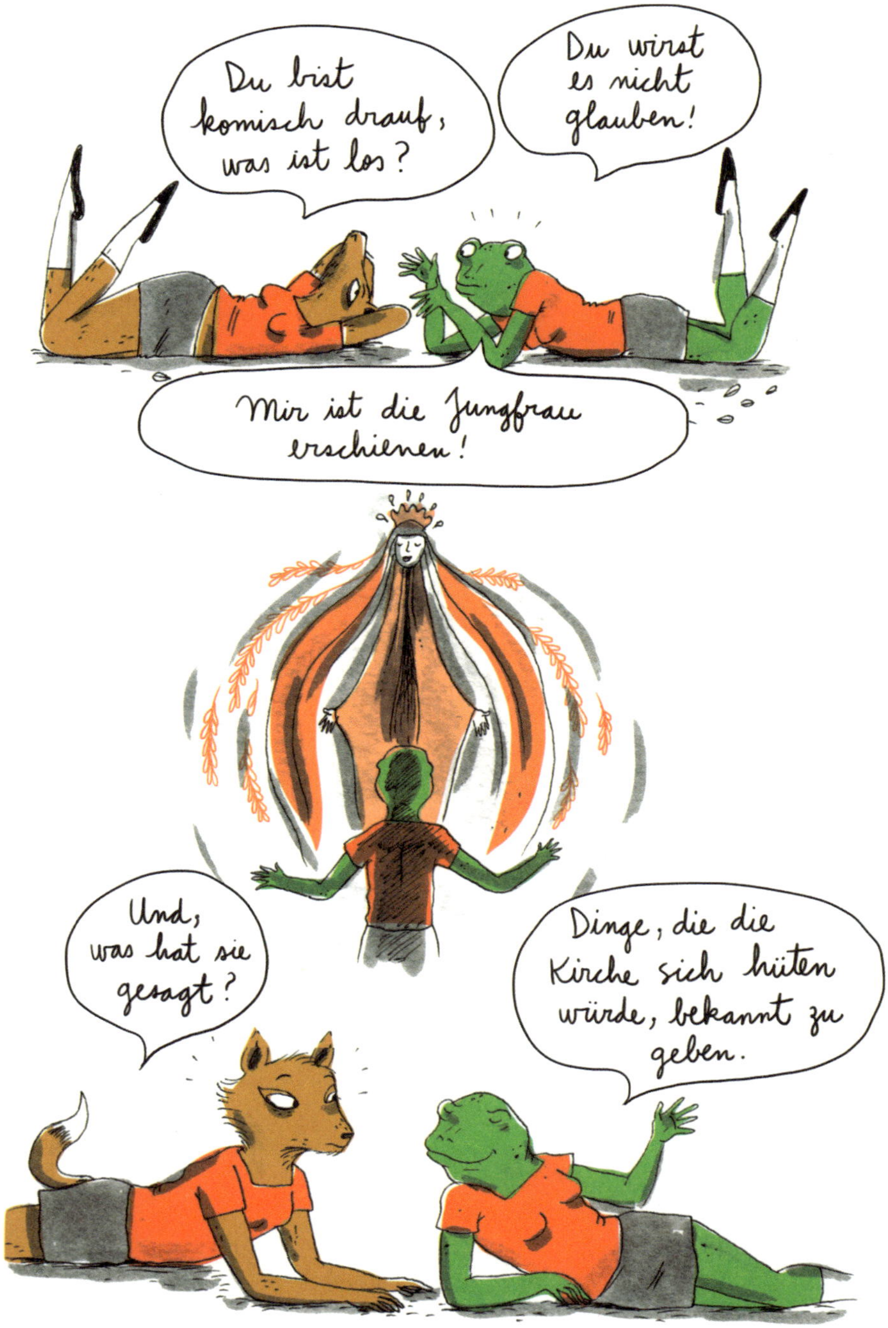
Du bist komisch drauf, was ist los?
Du wirst es nicht glauben!
Mir ist die Jungfrau erschienen!
Und, was hat sie gesagt?
Dinge, die die Kirche sich hüten würde, bekannt zu geben.

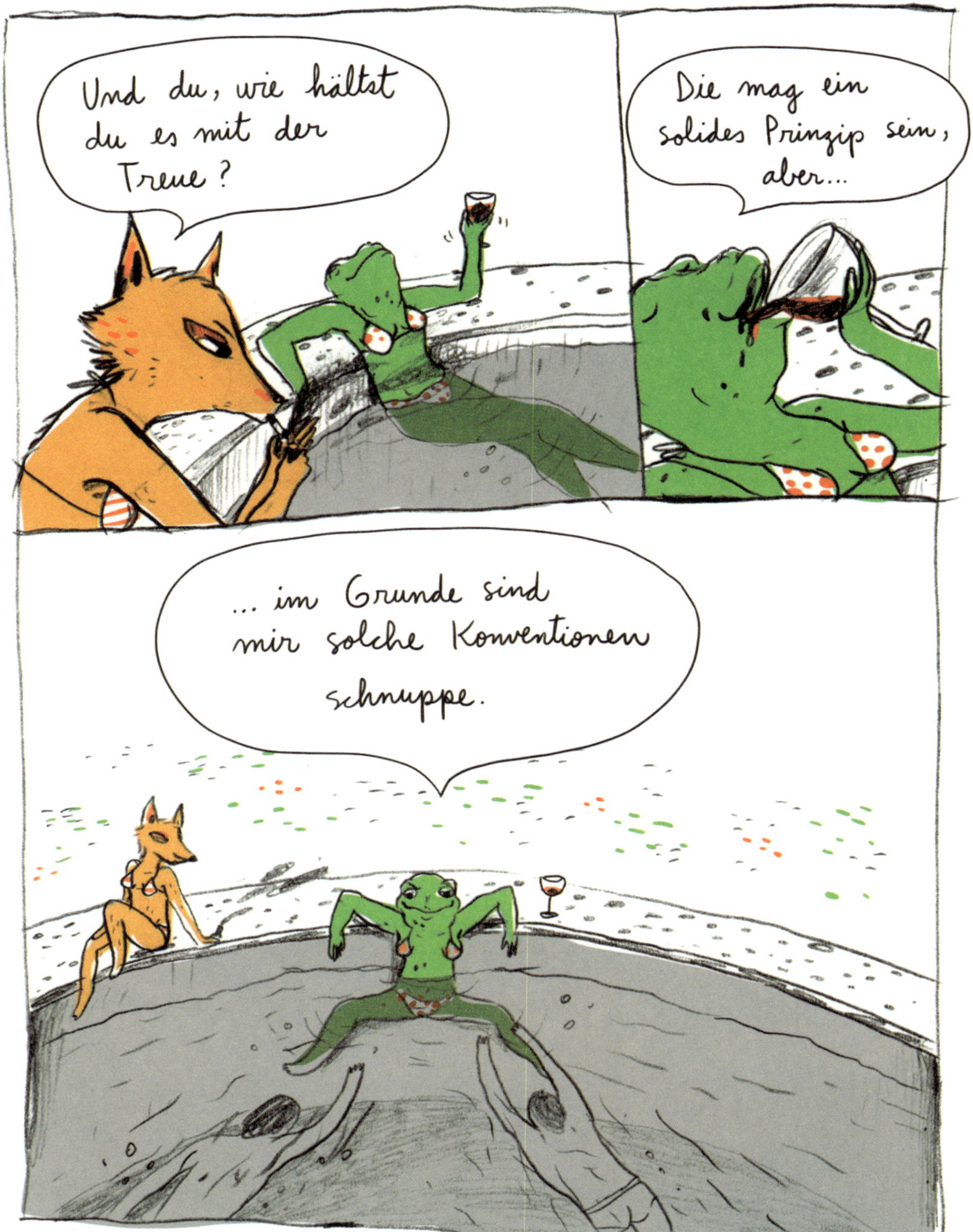
Und du, wie hältst du es mit der Treue?
Die mag ein solides Prinzip sein, aber...
... im Grunde sind mir solche Konventionen schnuppe.

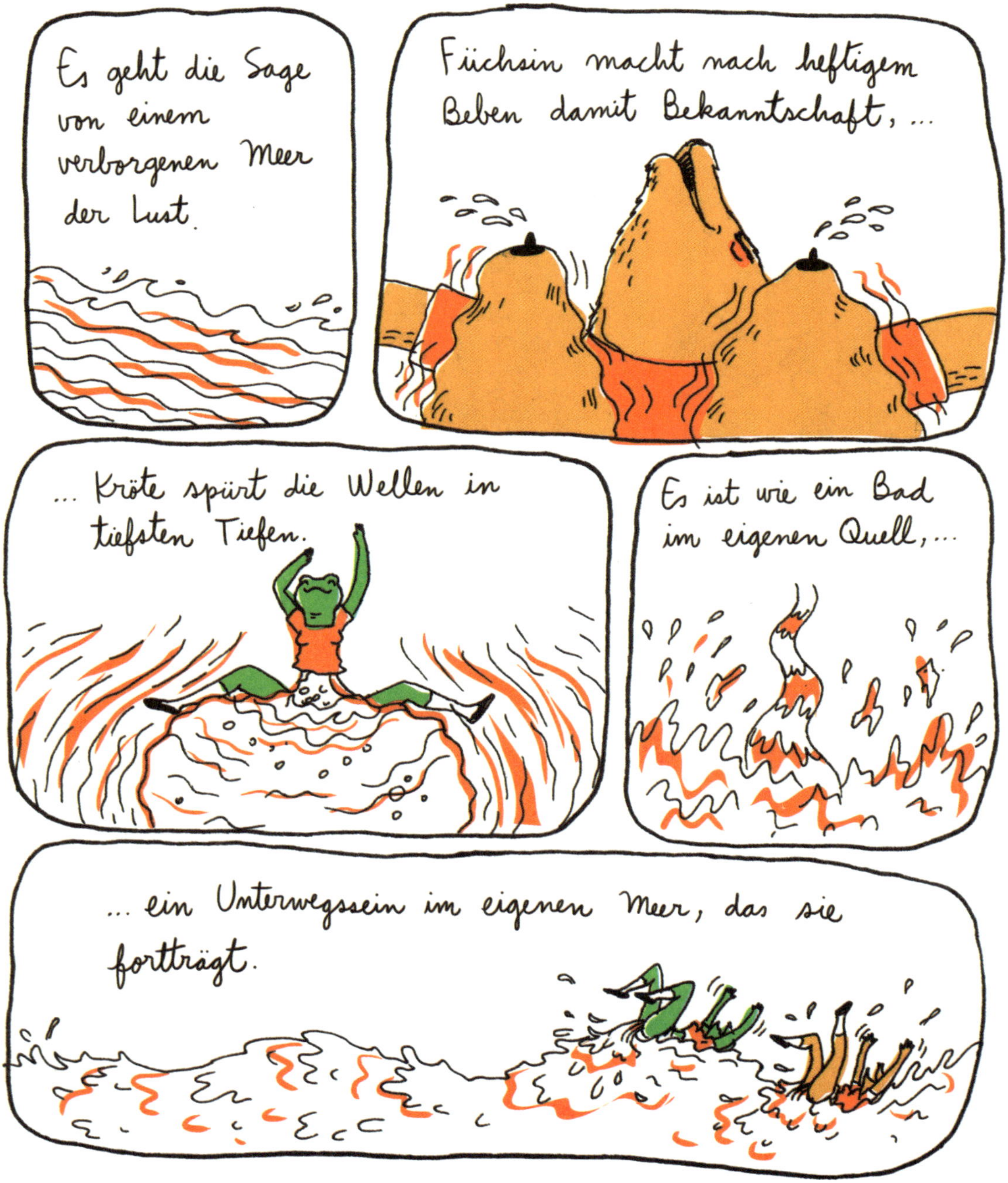
Es geht die Sage von einem verborgenen Meer der Lust.
Füchsin macht nach heftigem Beben damit Bekanntschaft, …
… Kröte spürt die Wellen in tiefsten Tiefen.
Es ist wie ein Bad im eigenen Quell, …
… ein Unterwegssein im eigenen Meer, das sie fortträgt.

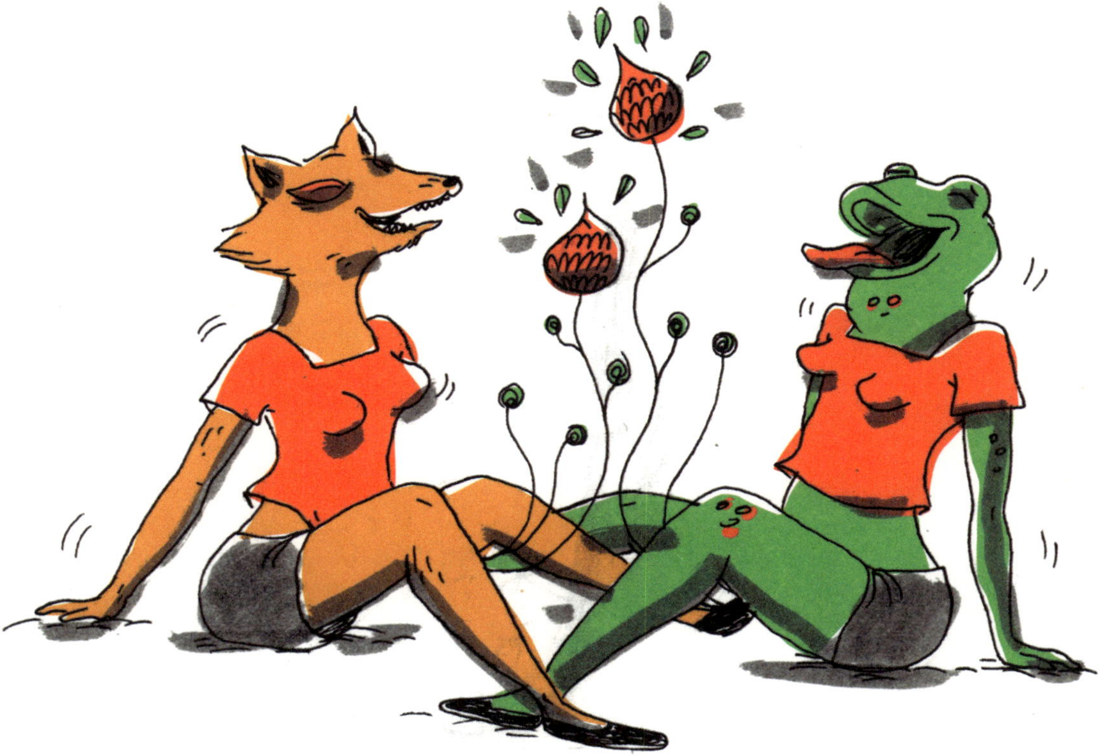

Und du? Worauf hast du Lust?

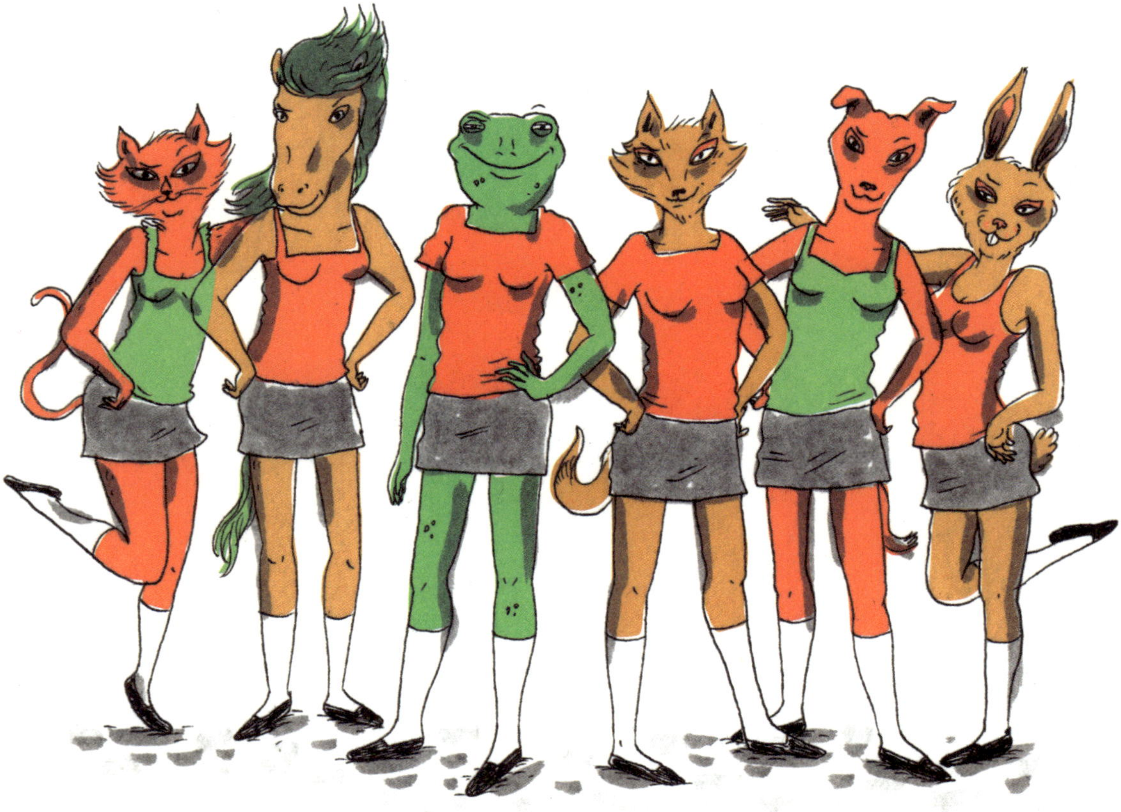

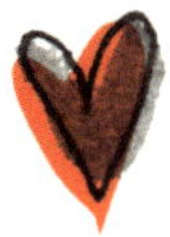

Die chilenische Erstausgabe ist 2014 im Verlag
Ocho Libros Editores SpA unter dem Titel
"LA ZORRA Y EL SAPO" erschienen.

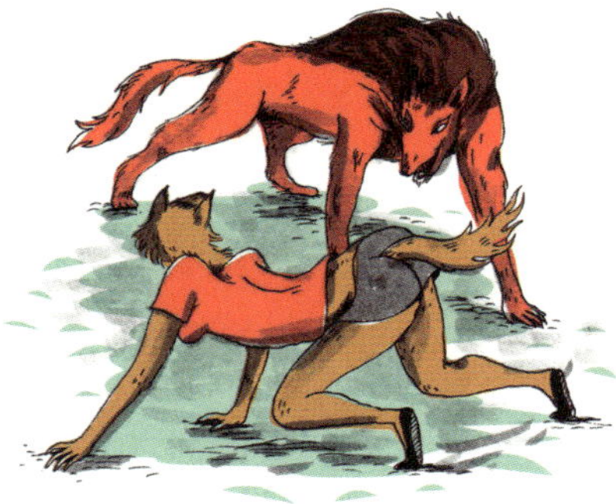

Lettering: Sol Díaz
Prolog: Aisha Franz
Übersetzung und Lektorat: Lea Hübner
Gestaltung: Tina Brenneisen & Fritzemann

www.parallelallee.de